GU RATGEBER GESUNDHEIT

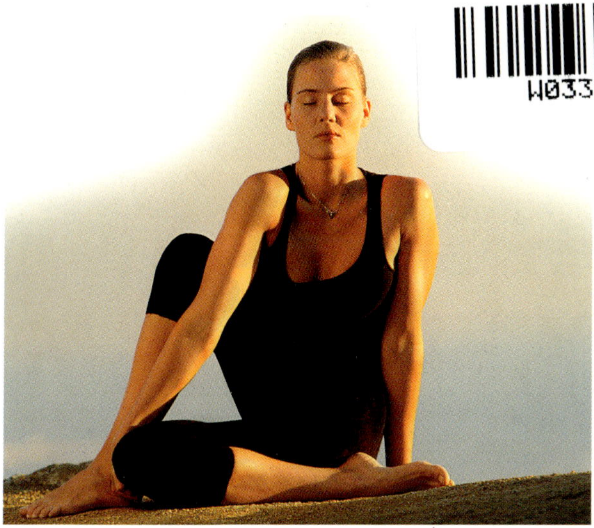

HARRY WAESSE

Yoga für Anfänger

- Zu innerer Ruhe und Gelassenheit finden
- Körperlich und geistig beweglicher werden
- Einfache Übungen, genaue Anleitungen

GU

Inhalt

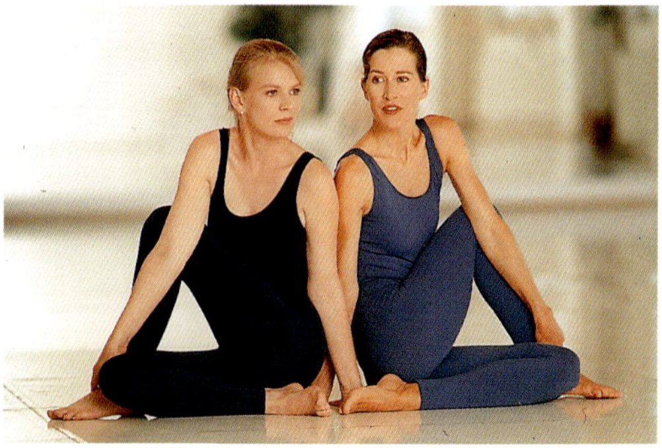

Wichtiger Hinweis

Dieses Buch führt Sie in die Praxis des Yoga ein. Sie sind aufgerufen, selbst zu entscheiden, inwieweit Yoga für Sie von Nutzen sein kann.

Führen Sie die Übungen immer im Rahmen Ihrer Beweglichkeit aus, erzwingen Sie nichts: Yoga ist der Weg der Gewaltlosigkeit, dies sollte sich auch in Ihrer Übungspraxis zeigen.

Beachten Sie die Anweisungen. Folgen Sie ihnen Schritt für Schritt. Halten Sie sich in jedem Fall an die empfohlene Übungsdauer.

Wenn Sie sich im Yoga weiterentwickeln wollen, besuchen Sie einen Kurs. Dort können Haltung und Atmung kontrolliert werden. Dies gibt Ihnen wichtige Impulse für Ihren weiteren Yoga-Weg.

Ein Wort zuvor

Wir leben in einer hektischen Welt, atemlos hetzen wir durch unsere Tage. Für körperlichen Ausgleich oder Entspannung finden wir nur wenig Zeit. Deshalb fühlen wir uns oft ausgelaugt und überfordert. Unsere Muskeln sind mangelhaft trainiert – wir sind körperlich und seelisch verkrampft.

Jede Verspannung, ob körperlich oder seelisch, ist eine Verschwendung von Energie, die ernsthafte Folgen haben kann: Wenn wir mit unseren Energien zu großzügig umgehen, sind die Reserven eines Tages erschöpft, wir werden krank.

Yoga ist das geeignete »Mittel«, Verspannungen jeder Art zu lösen und die Energiereserven wieder aufzufüllen. Mit Yoga werden Sie körperlich und geistig beweglicher, fühlen sich ausgeglichen und belastbar.

Jeder kann zu jeder Zeit mit Yoga beginnen, unabhängig von Alter und Religion.

Stellen Sie die Atemübungen an den Anfang Ihrer Übungspraxis, denn sie führen Sie zu einer natürlichen Atmung, der Vollatmung, zurück. Sie finden Ihren eigenen Atemrhythmus, in dem Sie die Körperübungen, die asanas, ausführen. Die Yoga-Atmung, pranayama, hilft Ihnen, Ihre Energiereserven aufzufüllen. Beherrschen Sie die Vollatmung, können Sie mit der Asana-Praxis beginnen.

Jedes asana hat eine bestimmte Wirkung auf Körper und Seele, daher ist es wichtig, daß Ihr Übungsprogramm ausgewogen ist. Sie können ein Übungsprogramm aus den Vorschlägen wählen oder es selbst zusammenstellen. Absolvieren Sie dieses Programm regelmäßig, am besten täglich. So stärken Sie Ihre Gesundheit, verbessern Ihre Beweglichkeit, finden Ruhe und Gelassenheit. Mit den Übungen für zwischendurch können Sie überall Entspannung finden, ob im Büro, auf Reisen oder zu Hause. Sie sollten dabei allerdings – ebenso wie bei den Übungsprogrammen – ungestört sein.

Ich habe Ihnen in diesem Ratgeber Übungen zusammengestellt, die speziell für Anfänger geeignet sind. Folgen Sie den Übungsanleitungen genau, überfordern Sie sich nicht, gehen Sie den Weg der kleinen Schritte, er führt sicher zum Ziel. Erleben Sie, wie Ruhe, Gelassenheit und Selbstvertrauen Ihr körperliches Wohlbefinden steigern und Ihre seelischen Kräfte stärken.

Harry Waesse

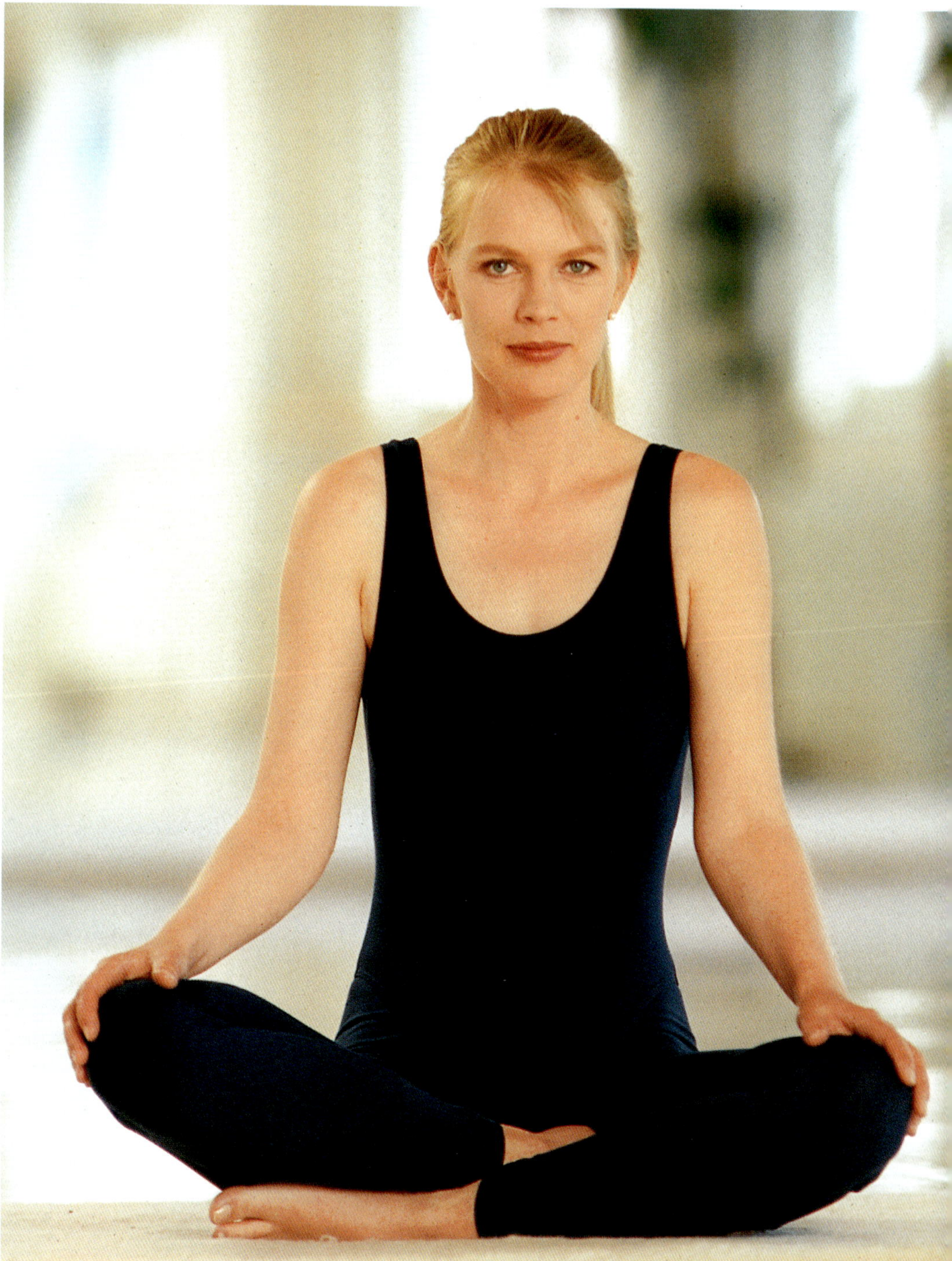

Yoga – Weg zur Gesundheit

Yoga ist die wohl älteste Lehre vom Leben; sie wurde von indischen Weisen gelehrt und verbreitet. Daraus haben sich verschiedene Yoga-Wege entwickelt, unter denen ein jeder nach seiner Veranlagung wählen kann.
Wenn Sie sich für den Weg des Hatha-Yoga entscheiden, können Sie die gegensätzlichen Energien von Körper, Seele und Geist harmonisieren. Aufbauende und heilende Kräfte in Körper und Seele werden geweckt: Sie werden gesünder, belastbarer, ausgeglichener und dadurch selbstbewußter. Erreicht wird dies durch die Verknüpfung von Atmung, Körperübung und Konzentration.
Lernen Sie, diese drei Elemente zu verbinden, dann werden Sie auf Ihrem Yoga-Weg erfolgreich sein.

Was ist Yoga?

Energien in Harmonie bringen

Yoga ist die wohl älteste Lehre vom Leben. Es ist eine Methode, die alle Energien des Menschen, des individuellen Selbst, mit den Energien des Universums, des höchsten Selbst, in Harmonie bringt und vereint. Zu dieser Harmonie kann es jedoch nur kommen, wenn der Mensch mit sich selbst im Einklang ist, wenn die Energien von Körper, Seele und Geist im Gleichgewicht sind.

■ Das harmonische Zusammenspiel der körperlichen, seelischen und geistigen Energien des Menschen, so die Yoga-Lehre, bedeutet Gesundheit, Disharmonie dagegen Krankheit.

Yoga – Lehre vom Leben

Diese Lehre vom Leben, die hier bewußt sehr einfach dargestellt ist, hat ihren Ursprung in Indien. Dort wurde Yoga offensichtlich schon vor Jahrtausenden praktiziert, wie Darstellungen auf Felsmalereien und Funde von Figuren in Yoga-Stellungen zeigen. Schriftlich belegt ist die Existenz von Yoga erst seit dem 2. Jh. v. Chr.: Patanjali, ein indischer Gelehrter, legte zu dieser Zeit die bis heute geltenden Yoga-Regeln in seinen 195 Lehrsätzen, den Sutren, fest. Daraus entwickelten sich verschiedene Yoga-Wege, die gleichberechtigt nebeneinander praktiziert werden.

■ Mit den Yoga-Übungen, die ich Ihnen in diesem Ratgeber vorstelle, können Sie die Energien von Körper, Seele und Geist ins Gleichgewicht bringen – dies hilft Ihnen, gesund zu bleiben oder gesund zu werden.

Hatha-Yoga – Weg zur Harmonie

Unter den vielen Yoga-Wegen hat der Hatha-Yoga die größte Verbreitung gefunden (*Ha* bedeutet Sonne, Sonnenatem; *tha* bedeutet Mond, Mondatem). Der Hatha-Yoga ist eine Praxis, die gegensätzliche Energien vereint, ein- und ausströmende Energien im Gleichgewicht hält.

Durch die asanas, das Zusammenwirken von Körperbewegung, Atmung und Konzentration, beeinflußt er den ganzen Menschen auf positive Weise: Die Muskeln werden gestärkt, der Bewegungsapparat und die inneren Organe in Harmonie gebracht, der Kreislauf wird angeregt, das Nervensystem beruhigt, die Atmung verbessert und die Konzentrationsfähigkeit gesteigert.

Beeinflußt den ganzen Menschen

Das ist es, was wir eigentlich alle brauchen, denn die Belastungen des Alltags, Termin- und Leistungsdruck, Arbeitsüberlastung und Konflikte führen bei vielen Menschen schon in jungen Jahren zu körperlichen Verspannungen, Abnützungserscheinungen des Bewegungsapparates und Kreislaufstörungen. Manchmal auch zu psychosomatischen Erkrankungen – Krankheiten, die sowohl körperliche als auch seelische Ursachen haben, wie Magenbeschwerden, Durchfall oder Migräne, um nur einige zu nennen.

■ Mit Hatha-Yoga können Sie in kurzer Zeit spürbare Veränderungen herbeiführen: Aufbauende und heilende Kräfte in Körper, Seele und Geist werden geweckt und stabilisiert. Sie werden ruhiger, ausgeglichener und können den Anforderungen des Alltags gelassener begegnen.

Natürliche Atmung – pranayama

Sauerstoff ist lebenswichtig

Die natürliche Atmung oder Vollatmung (Seite 20) ist eine Atemweise, die jeder von uns zwar als Baby praktiziert, aber wieder verloren hat. Sie versorgt den Körper optimal mit lebenswichtigem Sauerstoff (Seite 16). Seelische Anspannungen und körperliche Verspannungen behindern diese natürliche Art der Atmung, es kommt zur Fehlatmung. Durch spezielle Atemübungen (Seite 19) können Sie die natürliche Atmung wieder erlernen, Sie finden zu einem harmonischen Atemrhythmus zurück.

■ Die Yoga-Atemübungen, die pranayamas (Seite 24), setzen voraus, daß Sie die Vollatmung beherrschen. Mit ihnen können Sie gezielt Ihre Energiereserven auffüllen.

Körperübungen – asanas

Im Mittelpunkt des Hatha-Yoga stehen die Körperübungen, die asanas (Seite 34). Das Wort asana wird zwar mit Körperübung übersetzt, doch haben asanas nichts mit Gymnastikübungen gemeinsam: Erst durch die Verbindung von Körperbewegung, Atmung und Konzentration entsteht ein asana.

Ganzheitliche Wirkung

Jedes einzelne asana hat, aufgrund dieser Verbindung, eine bestimmte Wirkung auf Körper, Seele und Geist des Menschen, es beeinflußt ihn ganzheitlich.

Konzentration

Gegensätze verbinden

Das dritte Element der Hatha-Yoga-Praxis ist Konzentration. Mit ihrer Hilfe werden Gedanken, Gefühle und Atem während einer Übung auf die trainierte Körperregion gelenkt. Sie verbindet die gegensätzlichen Kräfte von Körper, Seele und Geist.

■ Wenn Sie lernen, diese drei Elemente – Bewegung, Atmung, Konzentration – beim Üben zu verbinden, werden Sie spüren, daß Ihre Gedanken zur Ruhe kommen. Sie werden mit fortschreitender Übungspraxis selbstsicherer und selbstbewußter. Die Energien von Körper, Seele und Geist kommen in Harmonie, Streßreaktionen (Seite 11) treten seltener auf. Sie werden die Fähigkeit entwickeln, positiv zu denken, und dies wird weit über die asanas hinaus wirksam sein.

Yoga und Streß

Immer wieder wird die Frage gestellt, warum ein so altes System wie Yoga einem angeblich so modernen Phänomen wie Streß entgegenwirken kann. Dabei ist Streß so alt wie das Leben auf der Erde.

Was ist Streß?

Das englische Wort »stress« bedeutet Druck, es ist zum Synonym geworden für Überlastung, sich unter Druck gesetzt fühlen.
Dies ist nicht korrekt, denn es gibt positiv wirkenden, lebensnotwendigen Streß, den Eustreß, und negativ wirkenden, den Disstreß. Wir alle kennen beide Formen.

Eustreß wirkt positiv

- Eustreß entsteht in zwar anstrengenden, aber angenehmen Situationen. Er regt uns an, alte, eingefahrene Bahnen zu verlassen, kreativ, phantasievoll und intelligent zu handeln.

Disstreß wirkt negativ

- Disstreß dagegen entsteht in schwierigen Situationen: Er belastet unseren Körper, behindert das Denken und drückt unsere Stimmung. Häufiger Disstreß macht krank.

Wenn in diesem Buch von Streß die Rede sein wird, so ist immer die negativ wirkende, krankmachende Form von Streß, der Disstreß, gemeint.

Yoga – das Anti-Streß-Programm

Vielen von uns sind die negativen Streßfolgen nur zu gut bekannt: Dem einen »bleibt die Luft weg«, manch einer reagiert mit Durchfall, ein anderer mit Kopfschmerzen. Auch viele Krankheiten können durch Streß ausgelöst werden.
Da jedes asana durch das Zusammenwirken von Bewegung, Atmung und Konzentration Körper, Seele und Geist beeinflußt, ist Yoga der ideale Weg zur Bekämpfung von Streß und seinen Folgen. Während Bewegung und Atem stärker im Körper wirken, beeinflußt die bewußte Konzentration Seele und Geist.

Yoga stabilisiert

■ Yoga stabilisert den ganzen Menschen. Dies hat zur Folge, daß streßauslösende Situationen leichter gemeistert werden, Streßfolgen abgemildert werden oder verschwinden. Nach längerem, regelmäßigem Üben gewinnen Sie eine positive Einstellung, Gelöstheit, Heiterkeit und Zufriedenheit.

Wissenswertes über die Yoga-Praxis

Mit Yoga können Sie jederzeit und in jedem Lebensalter beginnen, vorausgesetzt Sie sind bereit, täglich zu üben. Sollten Sie unsicher sein, ob Yoga für Sie geeignet ist, fragen Sie bitte Ihren Arzt.

Regelmäßig üben

- Für die Übungen im Sitzen und Liegen brauchen Sie eine große, weiche Decke (oder eine Yoga-Matte). Falten Sie die Decke so zusammen, daß Sie sich mit dem ganzen Körper darauflegen können.
- Bei den Übungen im Stehen muß der Boden, auf dem Sie üben, möglichst rutschfest sein, denn Sie brauchen einen festen, sicheren Stand.
- Üben Sie in einem ausreichend großen, gut gelüfteten Raum. Achten Sie darauf, daß der Raum angenehm temperiert ist. Sie sollen sich während des Übens warm und behaglich fühlen.
Im Freien sollten Sie nur üben, wenn Sie einen wirklich ruhigen Platz finden.

Nicht stören lassen

- Lassen Sie sich durch nichts stören: Legen Sie den Telefonhörer neben die Gabel, stellen Sie die Türklingel ab, verzichten Sie auf Musik.
- Tragen Sie zum Üben weite, bequeme Kleidung, keine Schuhe. Wenn Sie sich nicht extra umziehen wollen, lösen Sie Gürtel, Krawatte, Rock- oder Hosenbund, ziehen Sie die Schuhe aus. Legen Sie Schmuck, Uhr und Brille ab.
- Beginnen Sie Ihre Yoga-Praxis mit den Atemübungen (Seite 19). Erst wenn Sie die Atmung beherrschen, sollten Sie mit den Körperübungen beginnen.
- Lesen Sie die Übungsanleitungen aufmerksam durch, bevor Sie zu üben beginnen.
- Legen Sie sich ein Übungsprogramm zurecht (Vorschläge für Übungsprogramme Seite 79). Absolvieren Sie Ihr Programm täglich. Es ist besser, jeden Tag 20 Minuten zu üben, als zweimal in der Woche eine Stunde.

Mit leerem Magen üben

- Üben Sie stets mit leerem Magen, beispielsweise morgens vor dem Frühstück. Dies hat zwar den Nachteil, daß Sie noch nicht so beweglich sind, aber den Vorteil, daß Sie sich anschließend frisch und munter fühlen und den Ereignissen des Tages voller Energie entgegensehen können.
Wenn Sie lieber am Abend oder zu einer anderen Zeit des Tages üben wollen, nehmen Sie bitte zwei Stunden vor dem Üben die

letzte Mahlzeit zu sich, essen Sie nur etwas Leichtes. Dies ist wichtig, denn bei einigen Übungen wird der Bauchraum verkleinert und die Verdauungsorgane werden zusammengedrückt.

Yoga für Anfänger

- Dieses Buch wendet sich an Anfänger. Ich gebe Ihnen darin viele Empfehlungen für Ihre Übungspraxis. Sie werden in den Yoga eingeführt, mit seinen Zielen und mit vielen einfachen Übungen vertraut gemacht.

Besuchen Sie einen Kurs

Fotos, Anleitungen und ausführliche Hinweise können jedoch eine Lehrerin oder einen Lehrer nicht ersetzen. Besuchen Sie deshalb, vor allem wenn Sie sich im Yoga weiterentwickeln wollen, einen Kurs. Dort werden Ihre Haltung und Ihre Atmung kontrolliert. Auf diese Weise erhalten Sie wertvolle Anregungen für Ihren weiteren Yoga-Weg.

Bitte beachten Sie

Beginnen Sie vorsichtig – üben Sie im eigenen Rhythmus. Führen Sie die asanas im Rahmen Ihrer Beweglichkeit aus. Achten Sie auf Warnsignale wie Unwohlsein oder Beschwerden. Sollten Sie bei einer Übung Schmerzen bekommen, brechen Sie die Übung bitte sofort ab, gehen Sie in die Ausgangshaltung zurück, legen Sie sich entspannt hin, atmen Sie ruhig und gleichmäßig.

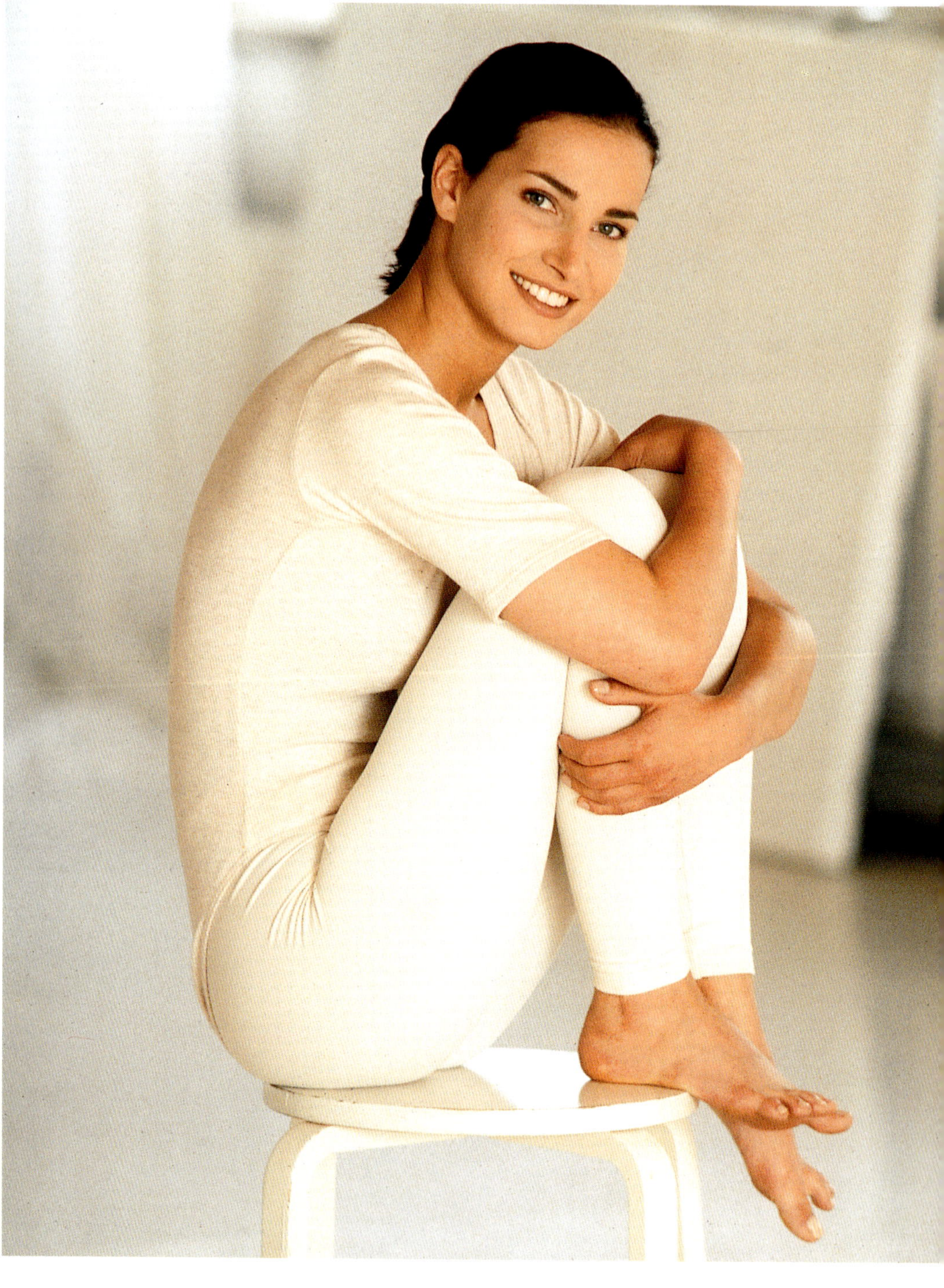

Atem ist Lebenskraft

Sauerstoff ist wichtig für alle unsere Stoffwechselvorgänge. Nur wenn wir tief und entspannt atmen, wird unser Körper ausreichend damit versorgt. Deshalb ist die richtige oder natürliche Atmung ein wesentlicher Bestandteil der Yoga-Praxis. Die Atemübungen machen Ihnen den Atemvorgang, der ja automatisch abläuft, bewußt. Sie helfen Ihnen, Ihren eigenen Atemrhythmus zu finden und eine bestehende Fehlatmung zu beheben.

Mit der Yoga-Atmung (pranayama) können Sie Energie »tanken« und gesundheitlichen Problemen gezielt entgegenwirken. Dies kommt Körper und Seele zugute: Sie werden leistungsfähiger und ausgeglichener.

Über die Atmung

Die Atmung ist lebenswichtig für uns – durch eine natürliche Atmung entspannt sich der Körper, die Seele »öffnet« sich, und der Geist wird klar. Weil sich Yoga in Lehre und Praxis an den ganzen Menschen wendet, ist die natürliche Atmung, auch Vollatmung oder Yoga-Tiefatmung genannt, im Yoga von zentraler Bedeutung.

Natürlich atmen

Leistungsfähig durch Sauerstoff

Zunächst möchte ich Ihnen die Atemvorgänge erläutern, damit Sie wissen, was bei der Atmung geschieht und wie sehr sie unser Befinden beeinflußt.
Für alle unsere Stoffwechselvorgänge, für alle unsere Lebensvorgänge brauchen wir Sauerstoff, ohne ihn könnten wir nur wenige Minuten leben.
Mit der Einatmung strömt sauerstoffreiche Luft durch die oberen Atemwege, durch Nasenhöhlen, Mundhöhle, Rachen über den Kehlkopf zu den unteren Atemwegen, der Luftröhre, den Bronchien und der Lunge mit den beiden Lungenflügeln. In den unzählig vielen kleinen Lungenbläschen, aus denen das Lungengewebe besteht, findet der Gasaustausch statt: Durch ihre dünnen Wände mit feinsten Blutgefäßen tritt der gasförmige Sauerstoff ins Blut über, das ihn zu allen Zellen unseres Körpers transportiert. Hier findet die Umwandlung von Sauerstoff in Energie statt, die wir für alle Stoffwechselvorgänge brauchen. Bei diesem Prozeß fallen gasförmige Schlackenstoff an (unter anderen Kohlendioxid), die der Körper wieder loswerden muß: Sie werden vom Blut in die Lungenbläschen transportiert und von dort über die Ausatmung ausgeschieden.

Sauerstoff liefert Energie

■ Unsere Atmung ist also wesentlich für Gesundheit und Wohlbefinden – nur wenn die Versorgung unseres Körpers mit Sauerstoff über das Einatmen sowie die Entsorgung von Schlakkenstoffen über das Ausatmen reibungslos funktionieren, sind wir wirklich leistungsfähig.

Atmung und Lebensrhythmus

Die wenigsten von uns wissen noch, was es bedeutet, auf natürliche Weise tief und rhythmisch zu atmen, so wie wir es als Babys intuitiv getan haben. Im Laufe unseres Lebens haben mangelnde Bewegung, Leistungsdruck, Hektik, seelische und körperliche Belastungen des Alltags dazu geführt, daß die Atmung verflacht: Wir nehmen zu wenig Sauerstoff auf und geben zu wenig Schlakkenstoffe ab. Die Folge: Wir fühlen uns nicht wohl, sind müde und abgespannt, werden vielleicht sogar krank.

Wenn die Atmung verflacht

■ Körperliche Belastungen und seelische Reaktionen, ob negativer oder positiver Art, beeinflussen gleichermaßen unsere Atmung. In ihr spiegelt sich also unser Lebensrhythmus wider.

So wird die Atmung gesteuert

Damit Sie besser verstehen, was bei den Atemübungen im Körper geschieht, möchte ich die körperlichen Vorgänge kurz erläutern:

Unsere wichtigsten Atemmuskeln sind das Zwerchfell, eine kuppelförmige Muskelplatte in der Leibmitte, und die Zwischenrippenmuskeln.

- Bei der Einatmung zieht sich das Zwerchfell zusammen und schwingt einige Zentimeter in den Bauchraum. Durch das Vakuum, das dabei im Brustraum entsteht, strömt Luft in die Lungen. Gleichzeitig ziehen sich die Zwischenrippenmuskeln zusammen, heben die Rippen und weiten den Brustkorb. Dies schafft weiteren Raum für die Ausdehnung der Lungen und die einströmende Atemluft.
- Die Ausatmung ist ein reiner Entspannungsvorgang: Das Zwerchfell schwingt in die Brusthöhle zurück, die Zwischenrippenmuskeln lassen die Rippen sinken, der Brustkorb verkleinert sich, die Luft strömt aus.

Diese Vorgänge werden von uns nicht bewußt gesteuert – sie laufen automatisch ab.

■ Ziel der Atemübungen ist es, uns den Atemvorgang wieder bewußt zu machen. So können wir allmählich zur natürlichen Atmung, der Vollatmung, zurückfinden, eine bestehende Fehlatmung also durch sie ersetzen.

Bewußt atmen

Die Atemübungen

Die Yoga-Atemübungen machen Ihnen Ihre Atmung, die ja automatisch abläuft, deutlich bewußt. Sie helfen Ihnen herauszufinden, wie Sie im Augenblick atmen, und sie ermöglichen Ihnen, Ihre Atmung positiv zu beeinflussen. Mit zunehmender Übungserfahrung atmen Sie tiefer, ruhiger und gleichmäßiger. Sie finden Ihren eigenen Atemrhythmus und fühlen sich gelassener und wohler.

Den eigenen Rhythmus finden

Auch bei den Yoga-Übungen, den asanas, wird Ihnen die natürliche Atmung helfen: Die Bewegungsabläufe – im Atemrhythmus ausgeführt – werden harmonischer, die Übungen in ihrer Wirkung intensiver. Beginnen Sie Ihre Yoga-Praxis deshalb mit den Atemübungen, beachten Sie dabei folgendes:

■ Lassen Sie sich Zeit mit der »Arbeit« an Ihrer Atmung. Setzen Sie sich nicht unter Druck. Bleiben Sie achtsam, horchen und spüren Sie in sich hinein. Mit der Zeit werden Sie erfahren, daß Sie Ihren Atem nicht nur in Übungssituationen positiv beeinflussen können, sondern auch im Alltag, gerade dann, wenn Sie »unter Druck stehen« und einen ruhigen und »langen Atem« brauchen.

Richtig atmen – voll atmen

Richtig atmen heißt voll atmen. Bei der Vollatmung verbinden sich Zwerchfell-, Flanken- und Obere Atmung (Seite 19). Nur so wird die Lunge völlig mit Sauerstoff gefüllt, werden die Körperzellen optimal damit versorgt und die Schlackenstoffe vollständig abtransportiert.

Sauerstoff für Körper und Seele

Die intensive Sauerstoffzufuhr kommt Körper und Seele zugute: Die Zwerchfellatmung beeinflußt den Körper, die Flankenatmung die Gefühle, die Obere Atmung die Gedanken.

● Führen Sie die einzelnen Atemübungen so lange durch, bis Sie jede Teilatmung ohne Anstrengung beherrschen. Ist dies der Fall, versuchen Sie, Zwerchfell-, Flanken- und Obere Atmung zu verbinden.

Durch die Nase atmen

● Atmen Sie stets durch die Nase ein und aus. Wenn Sie durch den Mund atmen, gelangt trockene, ungereinigte, im Winter kalte Luft durch den Mund in den Atemtrakt. Dadurch verlieren Zahnfleisch, Kehlkopf und die Schleimhäute der Atemwege zuviel Feuchtigkeit, sie sind damit Verunreinigung und einer erhöhten Infektionsgefahr ausgesetzt. Atmen Sie jedoch durch die Nase, wird die Luft durch die kleinen Härchen in den Nasengängen vorgereinigt, durch die Blutgefäße erwärmt und durch Wasserdampf aus den Nebenhöhlen angefeuchtet.

Zwerchfellatmung

Zwerchfellatmung

▶ Legen Sie sich auf den Rücken. Legen Sie die rechte Hand auf den Brustkorb, die linke auf den Nabel **(Foto)**. Atmen Sie vorbereitend aus. Atmen Sie ein, lassen Sie die Luft tief in die Lunge strömen. Dabei senkt sich das Zwerchfell in den Bauchraum. Sie spüren, wie sich die Bauchdecke unter der linken Hand hebt. Drücken Sie – wenn nötig – mit der rechten Hand gegen den Brustkorb, damit er sich nicht weitet. Atmen Sie durch die Nase aus. Drücken Sie dabei sanft auf die Bauchdecke.

● Atmen Sie etwa 12mal aus und ein.

● Legen Sie dann die linke Hand auf den Brustkorb, die rechte auf den Nabel und führen Sie die Übung weitere 12mal aus.

Flankenatmung

Flankenatmung

▶ Legen Sie sich auf den Rücken. Legen Sie die Handflächen an die unteren Rippen und in die Taille **(Foto)**. Atmen Sie vorbereitend aus. Atmen Sie ein. Stellen Sie sich dabei vor, daß der größte Teil der

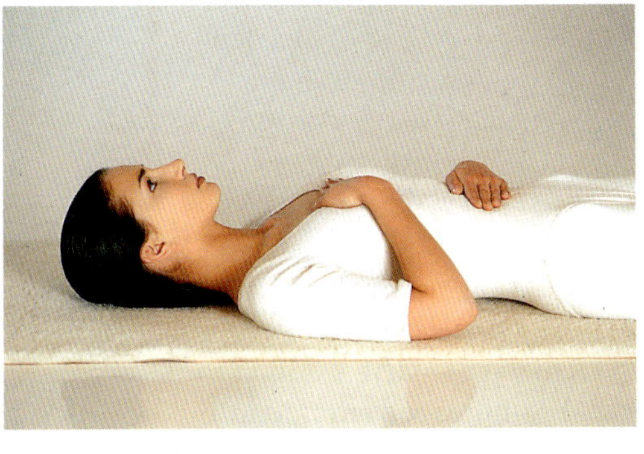

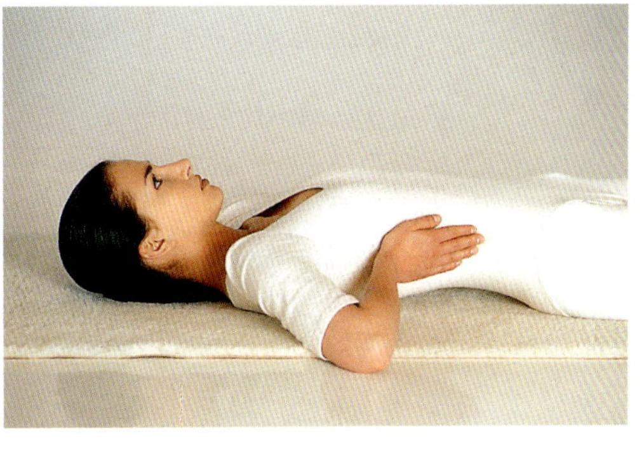

Die Atemübungen

Atemluft in die Flanken fließt. Der Brustkorb weitet sich, die Hände werden zur Seite gedrückt. Atmen Sie durch die Nase aus.

- Beginnen Sie mit sechs Flankenatmungen und erhöhen Sie langsam auf zehn.

Obere Atmung

▶ Legen Sie sich auf den Rücken. Kreuzen Sie die Unterarme. Legen Sie die rechte Hand auf den linken oberen Brustkorb und das linke Schlüsselbein, die linke Hand auf den rechten oberen Brustkorb und das rechte Schlüsselbein **(Foto)**.
Atmen Sie vorbereitend aus. Atmen Sie ein. Stellen Sie sich bildlich vor, wie der größte Teil der Atemluft zu den Lungenspitzen fließt. Der Brustkorb dehnt sich, die Hände werden mitbewegt. Die Schultern dürfen sich dabei nicht nach oben bewegen.

Obere Atmung

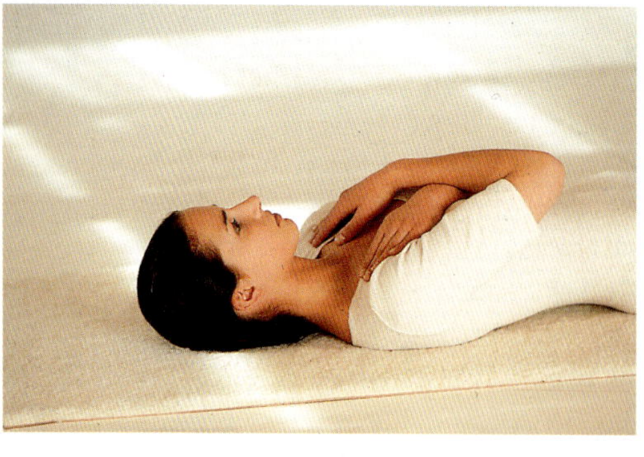

Atmen Sie durch die Nase aus. Spüren Sie, wie der Oberkörper sich senkt.

- Beginnen Sie mit sechs Oberen Atmungen und erhöhen Sie langsam auf zehn.

Vollatmung

Die Vollatmung ist eine Verbindung von Zwerchfell-, Flanken- und Oberer Atmung. Sie ist die natürliche Atmung, die Ihre Fehlatmung mit zunehmender Übungserfahrung ersetzen wird.

Natürliche Atmung

▶ Legen Sie sich auf den Rücken. Richten Sie Ihre ganze Vorstellungskraft auf die Vollatmung.
Atmen Sie vorbereitend aus. Atmen Sie ein. Lassen Sie die einströmende Atemluft zunächst in den unteren Teil der Lunge strömen und dann immer weiter die Lungen füllen: Der Bauch hebt sich, die Flanken und der obere Brustkorb weiten sich.
Atmen Sie aus und entspannen Sie dabei die Atemmuskeln. Vermeiden Sie jede Anstrengung. Der Atem soll im Laufe des Übens immer tiefer, gleichmäßiger und länger werden.

- Beginnen Sie mit sechs Vollatmungen und erhöhen Sie stetig.

Kräftigung des Zwerchfells

So wirkt die Übung:
Kräftigt das Zwerchfell.

Tief ein- und ausatmen

▶ Legen Sie sich auf den Rücken. Legen Sie sich ein Buch mit einem Gewicht von etwa 500 Gramm auf den Bauch.
Atmen Sie tief in den Bauch: Dabei hebt sich das Buch. Wenn Sie ausatmen, senkt es sich wieder. Erhöhen Sie das Gewicht jede Woche um etwa 500 Gramm, bis zu einem Höchstgewicht von 3 bis 4 Kilogramm.

- Atmen Sie sechs- bis zehnmal ein und aus.

Verlängerung der Ausatmung

So wirkt die Übung:
Verlängert die Ausatmung ohne willentliche Steuerung.

▶ Setzen Sie sich aufrecht und entspannt auf einen Stuhl, die Füße und die Knie sind etwa hüftbreit auseinander. Die Fußsohlen haben von den Zehen bis zu den Fersen Bodenkontakt.
Richten Sie den Oberkörper auf, dehnen Sie den Nacken und

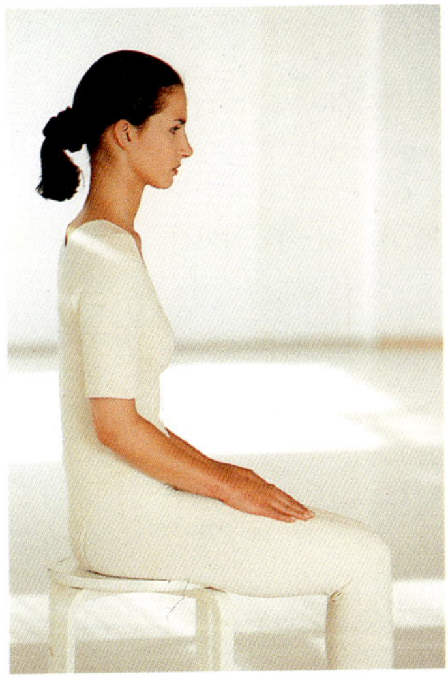

Verlängerung der Ausatmung (1)

spüren Sie mit dem Scheitelpunkt des Kopfes nach oben **(1)**.
Atmen Sie vorbereitend aus. Atmen Sie kurz ein, heben sie dabei Ihren gestreckten, rechten Arm waagerecht nach vorn (Foto **(2)** Seite 22).
Atmen Sie aus, lassen Sie dabei den rechten Arm langsam sinken. Verfolgen Sie die Bewegung mit den Augen. Durch die Konzentration auf die Armbewegung wird die Ausatmung auf natürliche Weise verlängert.

- Führen Sie die Übung dreimal aus.
- Üben Sie dreimal mit dem linken Arm.
- Üben Sie dreimal mit beiden Armen.

Die Atemübungen

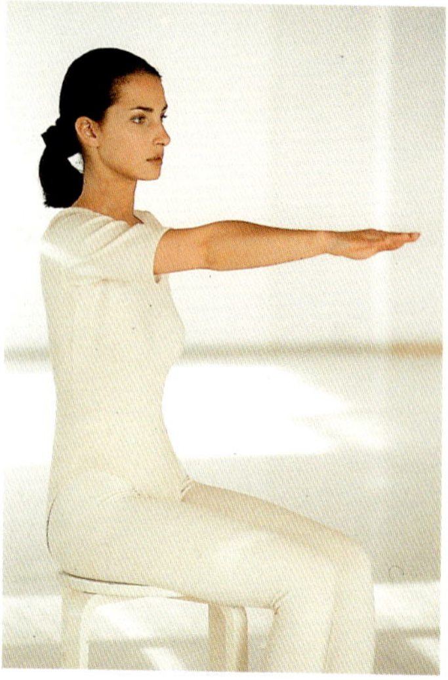

Verlängerung der Ausatmung (2)

Vokal-Atmung

So wirkt die Übung:
Das Sprechen und Singen von Vokalen ist eine weitere Möglichkeit, die Ausatmung zu verlängern. Gleichzeitig entstehen Vibrationen mit entspannender Wirkung in unterschiedlichen Körperregionen.
So beeinflußt
das »u« den Beckenraum,
das »o« die Leibmitte,
das »a« den Brustraum,
das »e« den Hals-/Nackenbereich,
das »i« den Kopf.

▶ Sprechen und singen Sie die Vokale einzeln, während Sie ausatmen. Nehmen Sie gleichzeitig die Vibration im Körper wahr. Bilden Sie jede mögliche Kombination zu Ihrem Wohl und zu Ihrer Freude.
Sie können die Vollatmung unterstützen, indem Sie beim Ausatmen die Vokalreihe – u – o – a – e – i – ineinanderfließend sprechen und diesen Vorgang beim Einatmen in Gedanken wiederholen. So entspannen sich die Atemräume von unten nach oben – vom Becken bis zum Kopf.

Atemräume entspannen

● Beginnen Sie mit sechs Atemzügen und erhöhen Sie langsam auf zehn.

Summ-Atmung

So wirkt die Übung:
Vertieft die Ausatmung. Entspannt durch die Vibration den ganzen Körper.

▶ Nehmen Sie eine bequeme Haltung ein. Atmen Sie vorbereitend aus.
Atmen Sie ein. Sprechen Sie mit jeder Ausatmung ein weiches, stimmhaftes S (wie bei Sonne). Atmen Sie ruhig und gleichmäßig ein und aus.
● Führen Sie die Übung zehn- bis 15mal aus.

■ Beobachten Sie genau, wo Sie die Schwingungen des stimmhaften S spüren – dort ist Ihr Körper entspannt.

Ha-Atmung

So wirkt die Übung:
Vertieft die Ausatmung. Hilft verstärkt Kohlendioxid und gasförmige Schlackenstoffe auszuscheiden. Regt den Kreislauf an, hilft bei Müdigkeit.

Nicht üben:
Bei Gefahr der Netzhautablösung, zu hohem Augeninnendruck; Magenbeschwerden und Leberleiden; zu hohem Blutdruck.

▶ Nehmen Sie den Aufrechten Stand ein (Seite 39). Stellen Sie die Füße etwa 30 Zentimeter auseinander. Atmen Sie vorbereitend aus.

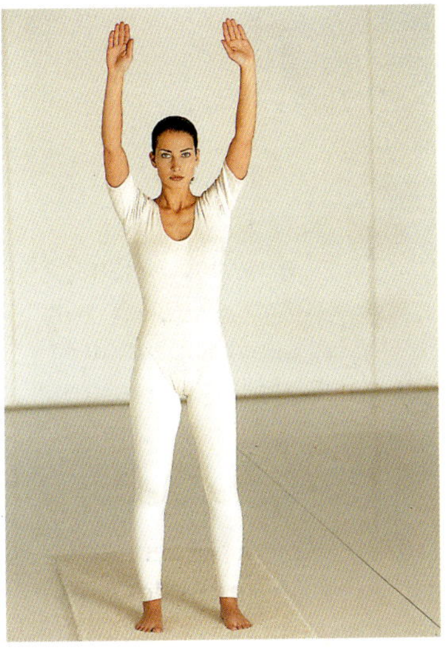

Ha-Atmung (1)

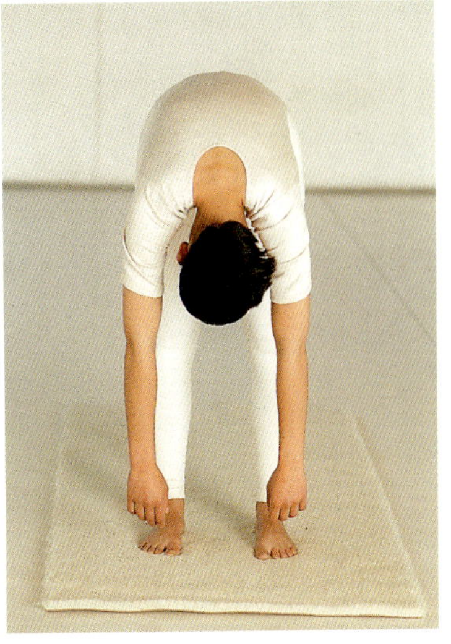

Ha-Atmung (2)

Atmen Sie ein und heben Sie gleichzeitig die locker gestreckten Arme über die Seiten in die Senkrechte **(1)**.
Atmen Sie aus, lassen Sie den Oberkörper und die Arme entspannt nach vorne fallen **(2)**. Stoßen Sie gleichzeitig ein deutlich hörbares »Ha« aus.
Mit der Einatmung richten Sie den Oberkörper wieder auf und führen die Arme senkrecht nach oben.

- Führen Sie diese Übung dreimal aus.
- Nach der dritten Ha-Atmung richten Sie mit der Einatmung den Oberkörper auf, führen die Arme senkrecht nach oben und lassen sie mit der Ausatmung vor dem Körper sinken.

Prana – der Lebensodem

Prana bedeutet Lebensodem, Atmung, Atem, Geist, Lebenskraft.

Prana ist Lebenskraft

Prana, so die Yoga-Lehre, ist die universelle Energie, die in allen Geschöpfen wirksam ist. Prana ist die Lebenskraft, die zusammen mit Sauerstoff die Atmung so lebensnotwendig macht. Jeder von uns wird mit einem bestimmten Potential an prana geboren. Die Menge des angeborenen prana entscheidet über unser Temperament und unsere Vitalität. Wenn Sie zuwenig prana besitzen, fühlen Sie sich müde, lustlos, schwach, vielleicht sogar krank.
Mit den folgenden Atemübungen (pranayamas), können Sie Ihr prana steigern und damit Ihre Lebensqualität verbessern. Sie werden leistungfähiger und kräftiger, Ihr Wohlbefinden steigt.

Yoga-Atmung – pranayama

Prana bedeutet in diesem Zusammenhang Atmung, die mit dem Atem verbundene universelle Lebenskraft, *ayama* bedeutet Dehnung, Länge, Beherrschung. *Pranayama* wird meist mit Atemkontrolle übersetzt. Die Yoga-Atmung beruhigt die Gefühle, belebt die Sinne und stärkt den Körper.

■ Bevor Sie mit den Pranayama-Übungen beginnen, sollten Sie die Vollatmung beherrschen (Seite 20).

▶ Die Atemübungen werden im Sitzen durchgeführt. Nehmen Sie dazu eine bequeme Sitzhaltung ein. Führen Sie die Atemübungen stets vor Ihren asanas aus.
Die wichtigste Übung ist die Wechselatmung zur Reinigung der nadis, der Energiebahnen im Körper – sie sollte niemals ausgelassen werden. Die anderen Übungen können Sie je nach verfügbarer Zeit in Ihr Übungsprogramm integrieren.

Wechselatmung

Nadi sodhana

Nadis – Energiebahnen

Nadis sind Energiebahnen im Körper des Menschen (vergleichbar den Meridianen, die man in der chinesischen Medizin kennt), durch die prana, Lebensenergie, fließt. *Sodhana* bedeutet Reinigung, Klärung. Die Wechselatmung reinigt die Energiebahnen.

Yoga-Atmung – pranayama

So wirkt die Übung:
Reinigt die nadis, die Energiebahnen im Körper, gleicht den Prana-Strom im Körper aus (hilft beispielsweise bei kalten Händen oder kalten Füßen).
Verlängert die Ein- und Ausatmung, festigt die Vollatmung.
Verbessert die Zellatmung (Seite 16), entspannt körperlich und seelisch.

Nicht üben:
Bei verstopfter Nase und wenn die Vollatmung nicht beherrscht wird.

▶ Setzen Sie sich bequem auf einen Stuhl oder ein Sitzkissen, der Oberkörper ist aufrecht, der Nacken gedehnt, der Kopf aufgerichtet (Foto **(1)** Seite 21).

Beugen Sie Zeige- und Mittelfinger der rechten Hand zur Handfläche.
Schließen Sie mit dem rechten Daumen das rechte Nasenloch **(1)**
Atmen Sie durch das linke Nasenloch einmal aus und ein.
Schließen Sie nun mit dem Ringfinger das linke Nasenloch **(2)** – halten Sie während des Wechselns den Atem an – und atmen Sie durch das rechte Nasenloch einmal aus und ein.
● Führen Sie die Wechselatmung sechsmal durch und steigern Sie langsam.

■ Die Handhaltung wird als Vishnu-Mudra bezeichnet. Vishnu ist der Erhalter des Lebens.

Wechselatmung (1)

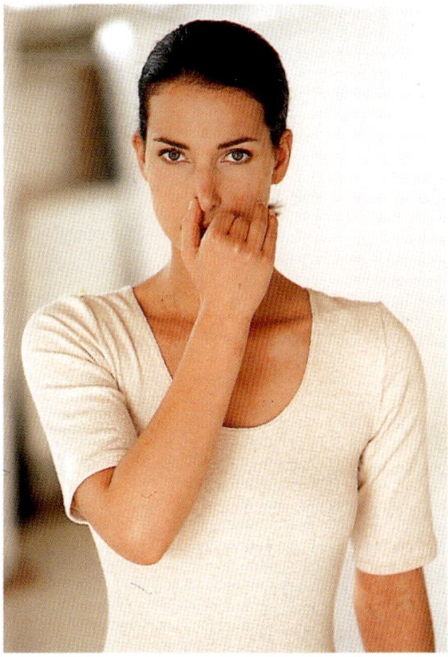

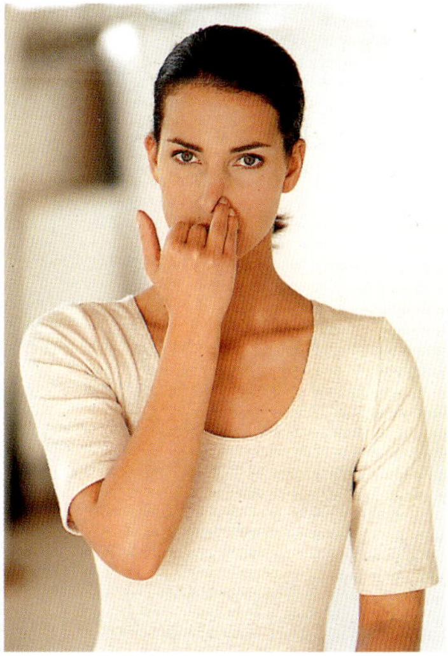

Wechselatmung (2)

Die Atemübungen

Pranayama gegen Wetterempfindlichkeit

In der Erfahrungsheilkunde hat sich gezeigt, daß mit der vereinfachten Form der Wechselatmung (Seite 24) gesundheitliche Störungen, die vor einem plötzlichen Wetterwechsel auftreten, vermieden werden können. Führen Sie so frühzeitig wie möglich eine der beiden folgenden Übungen aus. Sie können dabei liegen, sitzen oder stehen.

Frühzeitig üben

Bei Wetterfühligkeit von schönem zu schlechtem Wetter schließen Sie, wie bei der Wechselatmung (Seite 24), die linke Nasenöffnung. Atmen Sie rechts ein. Schließen Sie die rechte Nasenöffnung, und atmen Sie links aus. Atmen Sie so etwa zwei Minuten lang.

- Führen Sie die Übung vier- bis fünfmal täglich aus.

Bei Wetterfühligkeit von schlechtem zu schönem Wetter schließen Sie zuerst die rechte Nasenöffnung, wie bei der Wechselatmung beschrieben (Seite 24), und atmen links ein. Dann schließen Sie die linke Nasenöffnung und atmen rechts aus.
Atmen Sie so etwa zwei Minuten lang.

- Führen Sie die Übung vier- bis fünfmal täglich aus.

Reinigung des Gehirns

Kapalabhati
Kapala bedeutet Schädel, *bhati* bedeutet Licht.

So wirkt die Übung:
Bereitet den Körper auf die Prana-Aufnahme vor. Reinigt den Körper von Giftstoffen, regt die Ausscheidungen an. Baut Fettpölsterchen an der Leibmitte ab. Regt die Funktion der Schleimhäute an. Reinigt die Nasenhöhlen. Macht den Kopf klar.

Nicht üben:
Bei Herz- und Lungenleiden, Magen- und Zwölffingerdarmbeschwerden, Neigung zu Gallenkoliken, frischen Operationsnarben.

Bequem sitzen

Setzen Sie sich bequem auf einen Stuhl oder ein Sitzkissen, der Oberkörper ist aufrecht, der Nacken gedehnt, der Kopf aufgerichtet (Foto **(1)** Seite 21). Legen Sie die rechte Handfläche auf den Bauch und die linke auf den rechten Handrücken (**Foto** Seite 27). Atmen Sie schnell durch die Nase aus, indem Sie den Bauch nach innen und das Zwerchfell nach oben ziehen.

Entspannen Sie dann die Bauchmuskeln und atmen Sie passiv ein, das dauert etwa dreimal so lange wie das Ausatmen.
● Führen Sie die Übung zweimal aus und erhöhen Sie langsam auf sechsmal.

Hilfe: An dieser Übung ist nur die Zwerchfellatmung beteiligt (Seite 19), der Brustkorb bewegt sich nicht. Fällt es schwer, den Bauch einzuziehen, können Sie mit den Händen gegen die Bauchdecke drücken.

Blasebalg-Atmung

Bhastrika
Bhastrika bedeutet Blasebalg.

So wirkt die Übung:
Erfrischt den ganzen Körper. Reinigt Blut und Körpergewebe von Giftstoffen. Regt die Verdauung an. Verbessert die Sauerstoffzufuhr. Stärkt die Nerven. Regt das Gehirn an.

Nicht üben:
Bei Herz- und Lungenleiden, Magen- und Zwölffingerdarmbeschwerden, Neigung zu Gallenkoliken, frischen Operationsnarben.

▶ Setzen Sie sich aufrecht auf einen Stuhl oder das Sitzkissen, der Nacken ist gedehnt, der Kopf aufgerichtet. Legen Sie die rechte Hand auf den Bauch, die linke Hand auf den rechten Handrücken **(Foto)**. Atmen Sie schnell aus, ziehen Sie dazu die Bauchdecke nach innen und das Zwerchfell nach oben. Atmen Sie genauso schnell ein. Atmen Sie durch die Nase und vermeiden Sie jede Anstrengung. Die Blasebalgatmung ist eine beschleunigte Voll- oder Yoga-Tiefatmung.
● Führen Sie die Übung zweimal aus und erhöhen Sie stetig.

Hilfe: Fällt es schwer den Bauch einzuziehen, können die Hände durch leichten Druck mithelfen.

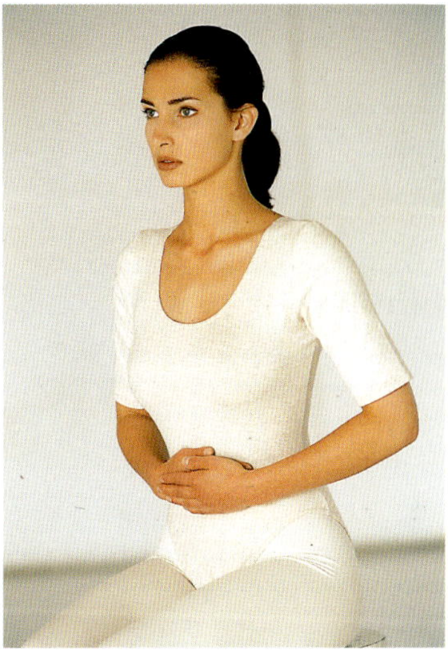

Reinigung des Gehirns und Blasebalg-Atmung

Atemübungen für zwischendurch

Mit den folgenden einfachen Atemübungen können Sie im Alltag Ihre Sauerstoff- und Prana-Aufnahme verbessern und Ihre Konzentrationsfähigkeit steigern. Sie finden damit auch in Streß-Situationen schnell zu einem harmonischen Atemrhythmus zurück.

Streß abbauen

Mit Hilfe der Kraftlenkung (Seite 30) können Sie sich willentlich in einen Zustand der Ruhe, Harmonie oder Stärke versetzen.

■ Führen Sie die Übungen immer dann aus, wenn Sie abgespannt und müde, unkonzentriert oder nervös sind, egal ob im Büro, auf Reisen oder zu Hause. Achten Sie nur darauf, daß Sie ungestört sind, und daß Ihre Kleidung Sie nicht beengt. Die Übungen eignen sich aber auch als Vorbereitung für die Atemübungen.

▶ Führen Sie die Übungen in einer aufrechten Sitzhaltung (Foto **(1)** Seite 21) oder im Aufrechten Stand (Seite 39) aus. So kann der Atem ungehindert fließen.

Gähnen

So wirkt die Übung:
Entspannt die Rachenmuskeln. Vertieft die Atmung. Hilft beim Ausscheiden von Giftstoffen. Löst Verspannungen.

Wirkt entspannend

▶ Atmen Sie zunächst vorbereitend aus.
Atmen Sie langsam ein.
Öffnen Sie den Mund, weiten Sie den Rachenraum, lassen Sie den Unterkiefer entspannt sinken.
Atmen Sie langsam gähnend aus. Entspannen Sie dabei die Rachenmuskeln.
Schließen Sie danach weich den Mund.
● Wiederholen Sie das Gähnen einige Male. Dehnen und recken Sie sich dabei von den Zehen bis zu den Fingerspitzen, und geben Sie verschiedene Laute von sich.

Lachen

So wirkt die Übung:
Vertieft die Atmung. Hilft beim Ausscheiden von Giftstoffen. Hebt die Stimmung.

Hebt die Stimmung

Atmen Sie zunächst vorbereitend aus.
Atmen Sie langsam ein.
Öffnen Sie leicht den Mund, und sprechen Sie während der ganzen Ausatmung ohne Unterbrechung mehrmals ha-ha-ha-ha. Beugen Sie dabei den Oberkörper nach vorn, dadurch vertieft sich das Lachen.

Das Lachen vertiefen

- Führen Sie die Übung fünf- bis sechsmal aus.

Schnuppernd atmen

So wirkt die Übung:
Vertieft die Einatmung, lockert das Zwerchfell.

Atmen Sie zunächst vorbereitend aus.
Atmen Sie in mehreren kleinen Zügen ein.
Atmen Sie in einem gleichmäßigen Strom, ohne Unterbrechung, aus.

- Beginnen Sie mit drei Atemstößen pro Einatmung und steigern Sie langsam, je nach Wohlbefinden.

Finger spreizen

So wirkt die Übung:
Dehnt den Brustkorb, vertieft die Atmung.

Atmen Sie zunächst vorbereitend aus.
Spreizen Sie mit der Einatmung die Finger beider Hände.
Nehmen Sie mit der Ausatmung die Bewegung wieder zurück.

- Führen Sie die Übung fünf- bis sechsmal aus.

Auf den Fersen gehen

So wirkt die Übung:
Regt die Zwerchfellatmung an. Entspannt Schultern, Nacken und Kopf.

Gehen Sie mehrere kleine Schritte auf den Fersen. Lassen Sie den Atem dabei frei fließen.

Fersen anheben

So wirkt die Übung:
Vertieft die Atmung, kräftigt und entspannt das Zwerchfell.

Entspannt das Zwerchfell

Nehmen Sie den Aufrechten Stand ein (Seite 39).
Atmen Sie zunächst vorbereitend aus.
Mit der Einatmung heben Sie die Fersen und lassen sie mit der Ausatmung wieder sinken.

- Führen Sie die Übung etwa 15mal aus.
- Führen Sie die Übung in der umgekehrten Reihenfolge ebenfalls 15mal aus: Heben Sie mit der Ausatmung die Fersen. Lassen Sie die Fersen mit der Einatmung sinken.

Hände aneinander-legen

So wirkt die Übung:
Beruhigt und entspannt Körper und Seele.

▶ Legen Sie die Händflächen vor der Brust aneinander, die Finger zeigen nach oben. Verweilen Sie für mehrere Atemzüge in dieser Haltung. Erleben Sie, wie der Körper sich entspannt und der Atem ruhiger und tiefer wird.

Entspannt den Körper

Diese christliche Gebetshaltung ist auch eine altindische Gebets- und Grußform und in verschiedenen asanas zu finden. Sie können die Wirkung der Übung vertiefen, indem Sie mit der Einatmung die Handflächen kraftvoll aneinanderdrücken. Beginnen Sie mit dem Druck bei den Handwurzeln, gehen Sie über die Handflächen und Finger bis zu den Fingerkuppen. Lösen Sie mit der Ausatmung langsam den Druck, beginnen Sie damit wieder bei den Handwurzeln.

- Führen Sie die Übung dreimal aus, und steigern Sie mit zunehmender Übungserfahrung nach Ihrem Wohlbefinden.

Den Atem spüren

So wirkt die Übung:
Steigert die Konzentrationsfähigkeit. Hilft, den Atem zu beobachten, ohne ihn zu beeinflussen. Bereitet auf die Kraftlenkung (unten) vor.

▶ Atmen Sie vorbereitend aus. Atmen Sie ein: Spüren Sie den Luftstrom in Nase, Rachen, Luftröhre und Bronchien. Erleben Sie die Dehnung der Lunge. Atmen Sie aus: Spüren Sie das Leerwerden der Lunge und den entweichenden Luftstrom.

Kraftlenkung

Die folgenden drei Übungen führen Sie in die Technik der Kraftlenkung ein. Diese Technik hilft Ihnen, Energien in Körper und Seele zu wecken. Je nach Ihren aktuellen Bedürfnissen, können dies beispielsweise Harmonie, Ruhe oder Vitalität sein. Voraussetzung für die Wirksamkeit dieser Übungen sind Konzentration (Seite 38) und das Beherrschen der Vollatmung (Seite 20).

Energien wecken

Riechend einatmen

So wirkt die Übung:
Beruhigt und entspannt Körper und Seele.

▶ Stellen Sie sich gedanklich auf einen angenehmen Duft ein. Atmen Sie riechend durch die Nase ein. Lassen Sie in Ihrer Vorstellung diesen Duft durch den ganzen Körper ziehen. Atmen Sie aus. Lassen Sie den Atem frei und ungehindert fließen.

Duft strömen lassen

● Führen Sie diese Übung sechs- bis zehnmal aus.

Ruhe atmen

So wirkt die Übung:
Durchströmt Körper, Gedanken und Gefühle mit Ruhe.

▶ Nehmen Sie eine aufrechte Sitzhaltung ein (Foto **(1)** Seite 21). Schließen Sie die Augen. Atmen Sie aus und ein. Beobachten Sie den Atem, ohne ihn zu beeinflussen. Wenn Ihr Atem gleichmäßig fließt, beginnen Sie mit der folgenden Kraftlenkung: Stellen Sie sich bildlich vor, daß Sie mit der Einatmung die Kraft der Ruhe in sich aufnehmen. Während der Ausatmung lassen Sie die Ruhe durch Ihren Körper, Ihre Gefühle und Gedanken strömen. Sie können sich mit dieser Übung auch auf Harmonie, Vitalität oder andere positive Kräfte einstellen.

● Führen Sie die Übung etwa 60 Sekunden lang aus.

Ich bin Ruhe

So wirkt die Übung:
Durchströmt Körper, Gefühle und Gedanken mit Ruhe, gibt Gelassenheit und Selbstvertrauen.

▶ Nehmen Sie eine aufrechte Sitzhaltung ein (Foto **(1)** Seite 21). Schließen Sie die Augen. Beobachten Sie Ihren Atem, ohne ihn zu beeinflussen. Kann Ihr Atem frei fließen, verbinden Sie mit dem Atem die Formel:
»Ich bin Ruhe«. Konzentrieren Sie sich mit der Einatmung auf »Ich bin« und mit der Ausatmung auf »Ruhe«.
Sie können sich mit dieser Übung auch auf Harmonie, Vitalität oder andere positive Kräfte einstellen.

Weckt positive Kräfte

● Führen Sie die Übung zunächst etwa 60 Sekunden lang aus, steigern Sie mit zunehmender Übungserfahrung.

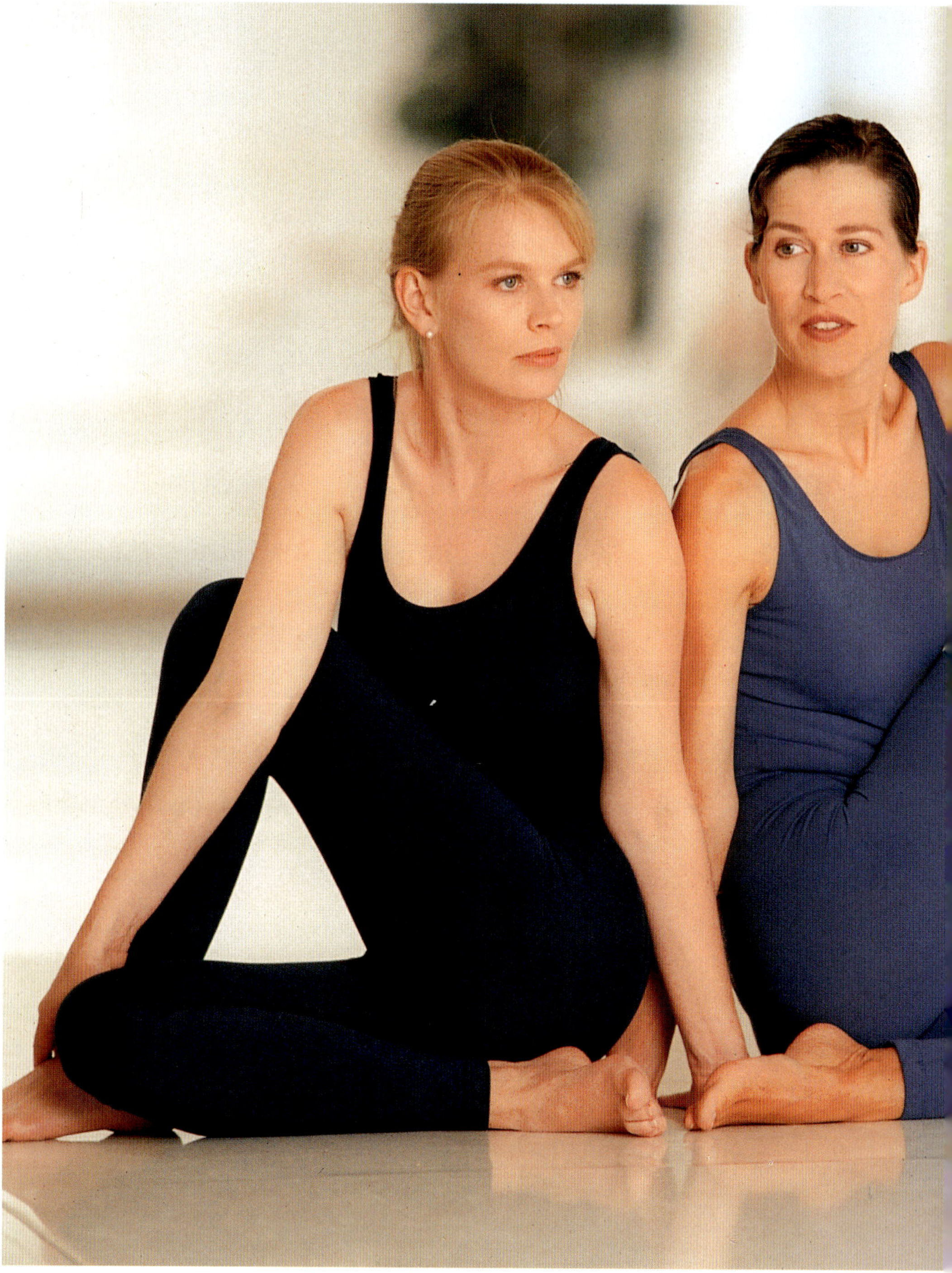

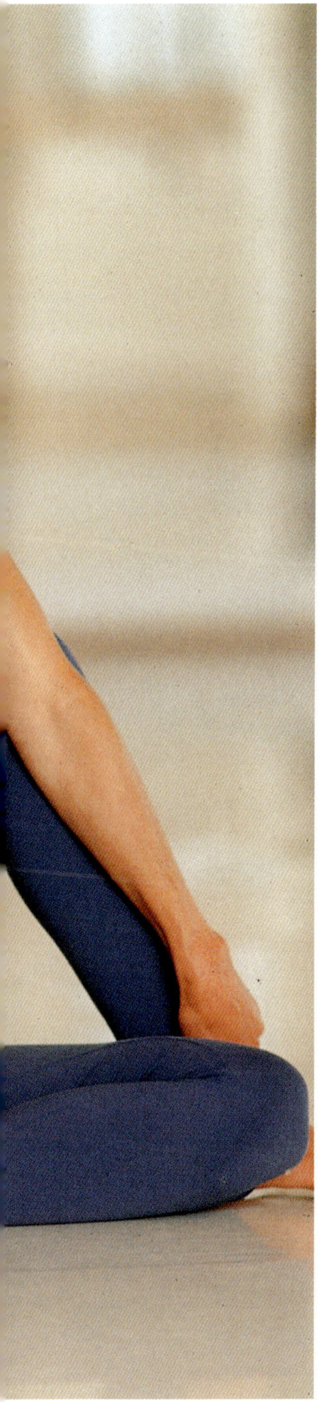

Körper und Seele stärken

Yoga-Übungen sind nicht mit Gymnastik zu verwechseln. Denn nur wenn sich Atmung, Konzentration und Bewegung zu einer Einheit verbinden, entsteht ein asana, eine Yoga-Übung.
Die Asana-Praxis beeinflußt den Menschen ganzheitlich, denn jedes asana hat eine bestimmte Wirkung auf Körper und Seele. Wählen Sie deshalb ein Übungsprogramm, das Sie regelmäßig absolvieren.
Vergessen Sie jedes Leistungsdenken, üben Sie so, wie es Ihre körperlichen Kräfte erlauben. Sie werden mit zunehmender Übungserfahrung körperlich und geistig beweglicher werden – dies ist Ihr ganz persönlicher Erfolg.

Über die asanas

Das Sanskrit-Wort »asana« bedeutete ursprünglich bequemer, aufrechter Sitz. Mit dem Entstehen des Hatha-Yoga hat das Wort zusätzliche Inhalte bekommen. Es ist zur Bezeichnung für alle Körperhaltungen und Körperübungen des Hatha-Yoga geworden.

Wirkung der asanas

Jedes asana hat eine bestimmte Wirkung auf Körper und Seele. Ein abgerundetes Übungsprogramm beeinflußt deshalb den ganzen Menschen: jeden Muskel, jeden Nerv, jede Drüse, jede Körperzelle. Wer sich für die Asana-Praxis entscheidet, gewinnt darüber hinaus Überblick, Dynamik, Vitalität und Mut zu Veränderungen, aber auch Stabilität, Belastbarkeit, Ruhe, Geduld und Gelassenheit.

Die Übungsphasen

Asanas werden in vier Phasen ausgeführt:

- Erste Phase: Einnehmen der Ausgangshaltung.
- Zweite Phase: Hinführen des Körpers in die persönliche Übungshaltung.
- Dritte Phase: Verweilen in der persönlichen Übungshaltung.
- Vierte Phase: Zurückführen des Körpers in die Ausgangshaltung.

Wie lange Sie in der Übungshaltung, der dritten Phase, verweilen, hängt allein von Ihrer Beweglichkeit, Ihrer Körperkraft und Ihrer Atmung einerseits und Ihrem Typ (Seite 35) andererseits ab.

■ Was Beweglichkeit und Körperkraft anbelangt: Schätzen Sie Ihre Möglichkeiten bitte realistisch ein. Schöpfen Sie Ihre Beweglichkeit in jedem asana aus, überfordern Sie sich aber unter keinen Umständen. Yoga ist ein Weg der »Gewaltlosigkeit«, dies sollte sich auch in Ihrer Übungspraxis ausdrücken.

Yoga – Weg der Gewaltlosigkeit

- Führen Sie alle Bewegungen in Ihrem persönlichen Atemrhythmus aus. Beachten Sie bitte die Anleitungen, die Sie auf Ein- und Ausatmung aufmerksam machen, besonders sorgfältig.

● Je nachdem, ob Sie ein Erd- oder ein Lufttyp sind (unten), können Sie die asanas dynamisch oder statisch ausführen und damit mögliche Schwächen in Ihrer Persönlichkeit ausgleichen.

Schwächen ausgleichen

Bestimmen Sie Ihren Typ

Bevor Sie beginnen, sollten Sie eine kleine Selbstanalyse durchführen. Dies ist wichtig für Ihr weiteres Vorgehen. Prüfen Sie, ob die Eigenschaften des Erd- oder die des Lufttyps eher auf Sie zutreffen.

■ Eigenschaften des Erdtyps: starker Bodenkontakt, ruhig, ausdauernd, physisch und psychisch belastbar, beharrend, neigt zu Muskelverspannungen und -verhärtungen, besteht auf vorgefaßten Meinungen, wenig phantasievoll, introvertiert, mutig, zuverlässig.

■ Eigenschaften des Lufttyps: schwacher Bodenkontakt, dynamisch, anpassungsfähig, kreativ, phantasievoll, wenig Muskelkraft, physisch und psychisch sprunghaft, oberflächlich, wenig belastbar, extrovertiert, furchtsam.

■ Sind Sie ein Erdtyp, führen Sie die asanas in der dynamischen Form aus, denn dies löst Verhärtungen.

▶ Nehmen Sie mit der Einatmung Ihre persönliche Übungshaltung ein. Verweilen Sie für einen Atemzug darin, und gehen Sie mit der Ausatmung in die Ausgangshaltung zurück. Auf diese Weise lösen sich Verspannungen, Ihre körperliche und seelische Beweglichkeit verbessert sich. Sie werden offener und flexibler.

■ Sind Sie ein Lufttyp, ist die statische Form für Sie besser geeignet, denn dadurch entwickeln Sie Geduld, Ausdauer, Ruhe und Körperkraft.

Geduld und Ausdauer entwickeln

▶ Nehmen Sie mit der Einatmung Ihre persönliche Übungshaltung ein. Verweilen Sie einige Atemzüge darin. Dabei dehnen sich auch die tiefliegenden Muskeln. Die Körperkraft wird gesteigert, die Haltung verbessert, Verspannungen werden gelöst.
Gehen Sie mit einer Ausatmung zurück in die Ausgangshaltung.

■ Sind Sie sowohl Erd- als auch Lufttyp, wechseln Sie immer wieder zwischen der dynamischen und der statischen Form.

Anleitungen beachten

Einige asanas müssen Sie immer in der statischen Form durchführen, unabhängig davon, welcher Typ Sie sind; beachten Sie dazu bitte die einzelnen Übungsanleitungen.

Eigenschaften der asanas

Nach Patanjali (Seite 8) soll ein asana fest, leicht und bequem sein.

Festigkeit der asanas

Jedes asana soll auf einer festen Basis ruhen. Das heißt, die Haltung, aus der sich die Bewegung entwickelt, sowie der Weg von der Ausgangshaltung zu Ihrer persönlichen Übungshaltung und wieder zurück müssen fest sein.

- Sind Sie ein Erdtyp, sollten Sie die Festigkeit durch Dynamik auflockern und aktivieren (Seite 35).
- Sind Sie ein Lufttyp, müssen Sie die Dynamik durch Statik stabilisieren (Seite 35).

Leichtigkeit der asanas

Leichtigkeit ist der Mittelweg zwischen Erstarrung und Auflösung. Sie finden schneller zur Leichtigkeit, wenn Sie das asana Ihrer Wahl zunächst in der Vorstellung ausführen.

▶ Nehmen Sie die Ausgangshaltung ein, und führen Sie die Übung mit geschlossenen Augen in Ihrer Vorstellung aus, ohne den Körper zu bewegen. Beobachten Sie dabei genau, wie sich Atemrhythmus und Muskeltonus (Muskelspannung) verändern. Diese Erfahrung ist die Grundlage für Selbstkontrolle und erfolgreiche Korrektur. Sie zeigt aber auch, wie stark der Körper übertreibt. Denn der Körper neigt dazu, wesentlich mehr Kraft zu investieren als erforderlich, und behindert damit die Atmung.

Der Körper »übertreibt«

- Wiederholen Sie die Übung in Ihrer Vorstellung. Versuchen Sie dabei, Atemrhythmus und Muskeltonus in Einklang zu bringen.
- Führen Sie das asana anschließend körperlich durch – mit der Erfahrung aus der imaginären Übung.

Bequemlichkeit der asanas

Zu Beginn Ihrer Übungspraxis werden Sie manche Übungshaltung alles andere als bequem finden. Sie werden viele Bewegungen in den asanas nicht oder nur unvollkommen ausführen können, weil Sie noch nicht beweglich genug sind. Durch regelmäßiges Üben aber wird diese Steifheit gelöst, die Beweglichkeit langfristig wieder hergestellt oder verbessert. Jedes Stückchen mehr an Beweglichkeit ist Ihr persönlicher Erfolg. Es ist wohltuend zu wissen, daß jeder Verbesserung der körperlichen Beweglichkeit eine Verbesserung der gedanklichen und gefühlhaften vorausgeht. Denn Yoga harmonisiert den Menschen von den feineren Persönlichkeitsbereichen zu den gröberen.

Yoga harmonisiert den Menschen

Bitte beachten Sie

Yoga ist der Weg von der eingeschränkten zur natürlichen Beweglichkeit. Wird der Körper dabei aus Ungeduld oder Unachtsamkeit überfordert, können Schädigungen in Form von Überdehnungen, Zerrungen oder Verdrehungen auftreten. Ein Zeichen dafür, daß der Kopf mehr will, als der Körper leisten kann. Gelingt es Ihnen, auf dem Weg der Mitte zu bleiben, werden sich im Laufe der Zeit Festigkeit, Leichtigkeit und Bequemlichkeit in der Übungshaltung einstellen.

Aktive Dehnung

Mit Hilfe der aktiven Dehnung können Sie sich Festigkeit, Leichtigkeit und Bequemlichkeit in den asanas am besten erarbeiten.
Unter aktiver Dehnung versteht man eine Streckung, bei der man in der Vorstellung über bestimmte Körperstellen hinaustastet. Ich möchte dies an einem Beispiel verdeutlichen:

▶ Nehmen Sie den Aufrechten Stand ein (Seite 39).
Tasten Sie in Ihrer Vorstellung über Ihren Scheitel, Ihr Steißbein, Ihre Fingerkuppen, Ihre Fersen und Ihre Zehen hinaus. Schieben Sie das Becken nach rechts. Verlagern Sie das Gewicht auf den rechten Fuß. Stellen Sie den linken Fuß auf den rechten Spann. Legen Sie die Handflächen vor dem Oberkörper aneinander, die Finger zeigen nach oben.

Die Vorstellung einsetzen

Verlängern Sie in Ihrer Vorstellung die Fingerkuppen, führen Sie von dieser Verlängerung aus mit einer Einatmung Arme und Hände über den Kopf (**Foto** Seite 41, rechte Spalte).
Tasten Sie nun wieder über Fingerkuppen, Steißbein, Fersen und Zehen hinaus – so erweitern Sie die Streckung des Körpers zur aktiven Dehnung.

Über die asanas

Der Körper wendet dabei nur soviel Muskelkraft auf, wie tatsächlich erforderlich ist, der Atem kann ungehindert fließen, körperliche und seelische Einengungen lösen sich auf.

Einengungen auflösen

Konzentration in den asanas

Konzentration ist die Fähigkeit, mit Körper, Gefühlen und Gedanken gleichzeitig an einer Übung beteiligt zu sein. Das führt im Laufe des Übens zu einer spürbar größeren Harmonie dieser Persönlichkeitsbereiche untereinander. Harmonisches Handeln im asana erweitert das Bewußtsein: Es vertieft die Körperempfindung, weckt das Verständnis und das Gefühl für Bewegungsabläufe und führt so zu harmonischem Handeln im Alltag.

Atmung in den asanas

Atmen Sie während der Asana-Praxis bewußt, voll, entspannt und rhythmisch.

- Bewußt atmen bedeutet: Nehmen Sie den lebensnotwendigen Atemvorgang wahr, beobachten Sie Atembewegung, -tiefe und -rhythmus, und erarbeiten Sie sich Schritt für Schritt die Vollatmung (Seite 20). Dadurch gewinnen Sie Vitalität, Lebenskraft, Einsicht und Übersicht.
- Voll atmen bedeutet: Alle an der Atmung beteiligten Organe und Körperregionen sollen aktiv mitgestalten. Zwerchfell-, Flanken- und Obere Atmung (Seiten 19 und 20) fließen übergangslos ineinander.
- Entspannt atmen bedeutet: Lassen Sie die natürliche Muskelanspannung bei der Einatmung zu, ohne sie bewußt zu verstärken. Atmen Sie geräuschlos. Achten Sie darauf, daß sich die Muskeln von Schultergürtel, Brustkorb und Becken nicht verspannen, dies würde den Atemfluß stark behindern. Erleben Sie die Ausatmung als einen reinen Entspannungsvorgang, den Sie durch bewußtes Loslassen unterstützen.

Bewußt loslassen

- Rhythmisch atmen bedeutet: Beobachten Sie Länge, Tiefe und Lockerheit der Ein- und Ausatmung. Einer ruhigen Einatmung soll eine etwas längere Ausatmung folgen. Lassen Sie, wenn Sie sich wohl dabei fühlen, nach der Ausatmung eine Pause zu. Halten Sie einen einmal gefundenen harmonischen Atemrhythmus ein.

Die asanas – Körperübungen

Nachfolgend stelle ich Ihnen einfache Körperübungen vor, die asanas. Um Wiederholungen zu vermeiden, sind sie nach Ausgangshaltungen und aufsteigendem Schwierigkeitsgrad geordnet, und nicht nach Programmen.

● Damit Sie sich nicht selbst ein Programm zusammenstellen müssen, finden Sie am Ende dieses Kapitels Vorschläge für acht Übungsprogramme mit aufsteigendem Schwierigkeitsgrad (Seite 79). Beginnen Sie mit Programm I. Absolvieren Sie dieses Programm regelmäßig, am besten täglich. Sobald Sie sich in den Übungen wohl fühlen, gehen Sie zum nächsten Programm über.

● Wenn Sie sich selbst ein kleines Übungsprogramm zusammenstellen wollen, beginnen Sie mit den einfachsten Übungen. Beachten Sie die Hinweise für Ausgleichshaltungen.

Hinweise beachten

■ Weil es so wichtig ist, möchte ich es wiederholen: Überfordern Sie sich nicht. Gehen Sie den Weg der kleinen Schritte. Nur er führt zum Erfolg.

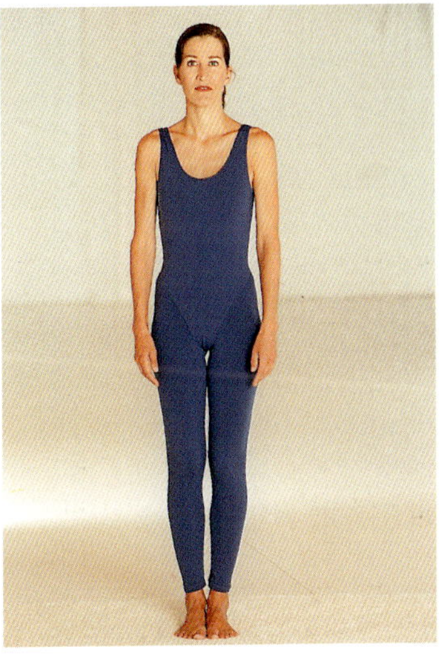

Aufrechter Stand

Aufrechter Stand

Tadasana
Tada bedeutet Berg. *Tadasana* ist eine Haltung, in der Sie fest und aufrecht stehen.

Grundhaltung für alle asanas, die sich aus dem Stand entwickeln.

So wirkt die Übung:
Entlastet Wirbelsäule, Gelenke, Muskeln und Sehnen. Lindert oder verhindert gesundheitliche Schäden, die auf Fehl-

Die asanas – Körperübungen

haltungen beispielsweise der Schultern und des Rückens zurückzuführen sind.

Kraft und Mut gewinnen

Wer den Boden unter beiden Füßen bewußt erlebt, gewinnt Selbstvertrauen, Kraft und Mut.

▶ Stellen Sie sich hin, die Füße stehen parallel eng nebeneinander.
Verteilen Sie das Körpergewicht gleichmäßig auf beide Fersen und die Ballen der großen und kleinen Zehen.
Ziehen Sie die Kniescheiben leicht nach oben, indem Sie die Oberschenkelmuskeln etwas anspannen.
Richten Sie den Rücken gerade auf (**Foto** Seite 39), formen Sie kein Hohlkreuz.
Tasten Sie mit dem Brustbein nach vorn oben, und lassen Sie gleichzeitig die Schultern nach hinten unten sinken.
Dehnen Sie Nacken und Hals, und spüren Sie mit dem Scheitelpunkt des Kopfes in den Raum über sich.
Atmen Sie dabei ruhig und gleichmäßig.

Pendel

So wirkt die Übung:
Verbessert die Durchblutung von Kopf und Oberkörper.
Löst Verspannungen der Schultern. Verbessert die Haltung.

▶ Nehmen Sie den Aufrechten Stand ein (Seite 39).
Stellen Sie die Füße etwa 30 Zentimeter auseinander.
Legen Sie die linke Hand links in die Taille.
Beugen Sie mit der Ausatmung den Oberkörper aus den Hüftgelenken in die Waagerechte.
Schwingen Sie den rechten Arm vor den Beinen, ohne Kontrolle durch den Willen, wie ein Pendel hin und her **(1)**. Atmen Sie dabei ruhig und gleichmäßig.
Richten Sie mit einer Einatmung den Oberkörper auf.
Führen Sie den rechten Arm nach oben und soweit wie möglich nach hinten (Foto **(2)** Seite 41). Dehnen Sie sich kräftig durch, und lassen Sie den Arm sinken.

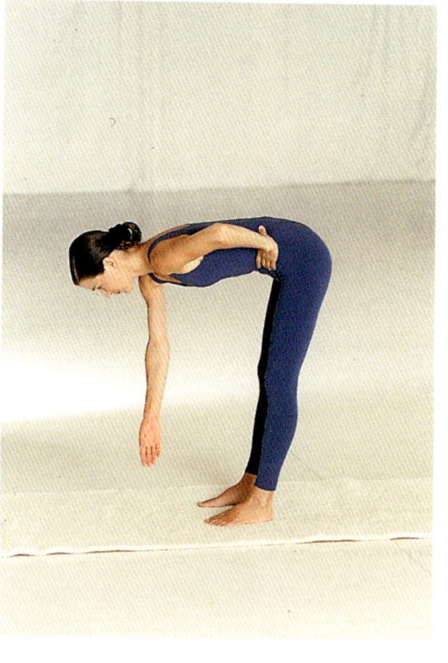

Pendel (1)

Pendel (2)

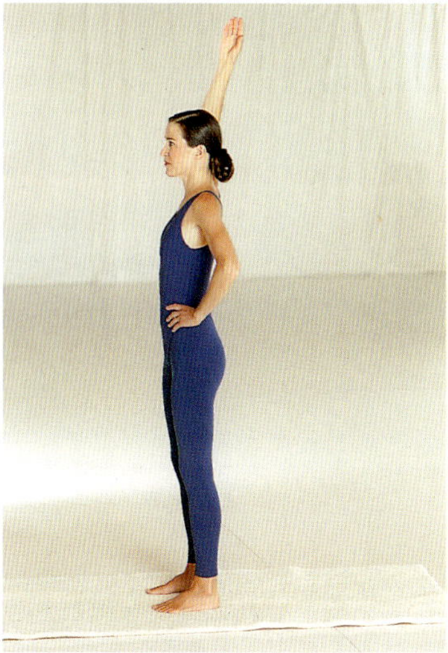

● Führen Sie die Übung mit dem linken Arm, anschließend mit beiden Armen aus.
● Wiederholen Sie diesen Zyklus zwei- bis dreimal.

Baum I

Vrksasana
Vrksa bedeutet Baum.

So wirkt die Übung:
Regt die Atmung an, stärkt die Standfestigkeit, den Gleichgewichtssinn und die Konzentrationsfähigkeit.

▶ Nehmen Sie den Aufrechten Stand ein (Seite 39).
Verlagern Sie das Gewicht auf das linke Bein. Stabilisieren Sie das linke Knie- und das Hüftgelenk durch Anspannen der Oberschenkel, und schieben Sie das Becken nach links.
Legen Sie die Fußsohle des rechten Fußes quer auf den Spann des linken Fußes, die Ferse zeigt nach außen, die Zehen berühren den Boden nicht.
Legen Sie die Handflächen in Brusthöhe vor dem Oberkörper aneinander, die Fingerkuppen zeigen nach oben. Atmen Sie ein und strecken Sie dabei die Arme über den Kopf **(Foto)**. Verweilen Sie drei bis vier Atemzüge in dieser Haltung.
Dehnen Sie den Oberkörper vom Becken aus. Atmen Sie aus, senken Sie dabei die Arme.
● Führen Sie die Übung im Wechsel auf jeder Seite zwei- bis dreimal aus.

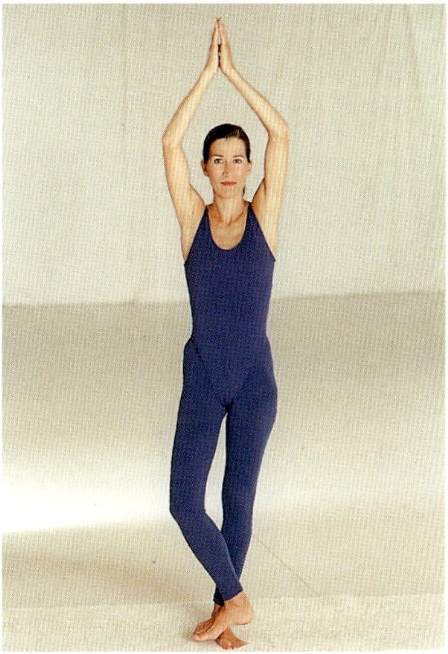

Baum I

Hock-
haltung I (1)

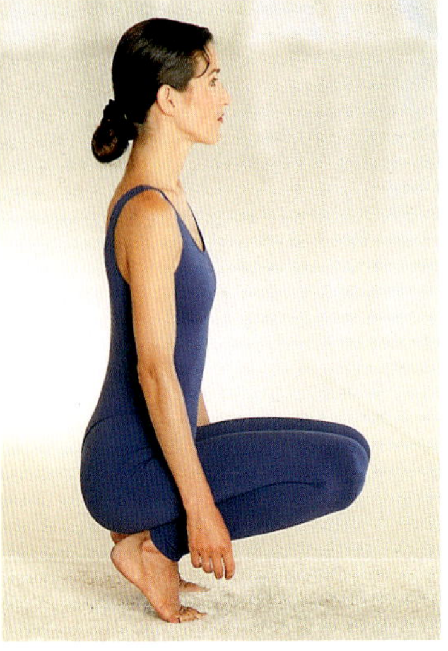

Hock-
haltung I (2)

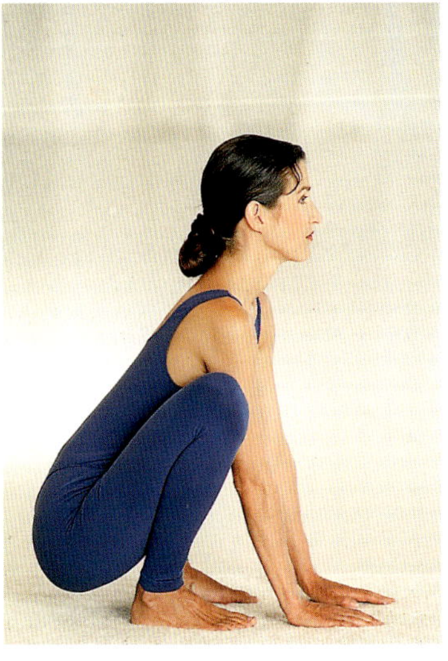

Hockhaltung I

Utkasana
Utkata bedeutet mächtig.

So wirkt die Übung:
Kräftigt Füße und Zehen, beugt Krampfadern vor. Wohltuend bei Plattfüßen. Stärkt den Gleichgewichtssinn.

▶ Nehmen Sie den Aufrechten Stand ein (Seite 39).
Stellen Sie die Füße 20 bis 30 Zentimeter auseinander.
Gehen Sie in die Hocke, das Gewicht ruht auf den Zehen **(1)**.
Verlagern Sie das Gewicht langsam und gleichmäßig auf die Fußsohlen. Lassen Sie das Gesäß so tief wie möglich sinken und legen Sie die Handflächen auf den Boden **(2)**.
Verlagern Sie das Gewicht wieder auf die Zehen und richten Sie sich langsam auf.
Atmen Sie ruhig und gleichmäßig.

● Führen Sie die Übung zu Beginn dreimal aus.
Erhöhen Sie mit zunehmender Übungserfahrung auf achtmal.

Halbmond seitwärts

Parsva – ardha – chandrasana
Parsva bedeutet seitwärts, *ardha* halb, *chandra* Mond.

So wirkt die Übung:
Dehnt Hals-, Schulter- und Armmuskeln sowie Rumpf-, Becken- und Beinmuskeln. Vertieft die Atmung. Regt die Darmtätigkeit an. Steigert die Beweglichkeit. Baut Fettpölsterchen an den Hüften ab. Schafft Ausgleich zwischen beiden Körperhälften.

Bitte beachten

Vorsichtig üben:
Bei Wirbelsäulenproblemen und Zwischenrippenneuralgien.

Nicht üben:
Bei Darmentzündungen und frischen Operationsnarben.

▶ Nehmen Sie den Aufrechten Stand ein (Seite 39). Atmen Sie ein, heben Sie dabei die gestreckten Arme über die Seiten nach oben. Legen Sie die Handflächen über dem Kopf aneinander oder haken Sie die Daumen ineinander und lassen Sie die Handflächen nach vorn zeigen **(1)**.
Dehnen Sie währenddessen den ganzen Körper, indem Sie mit den Fingerkuppen nach oben tasten.

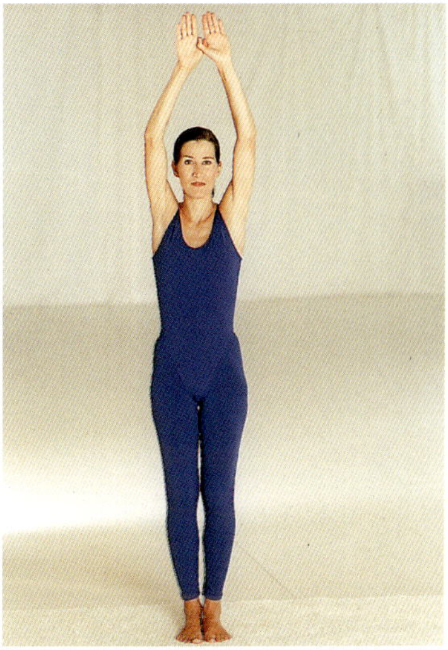

Halbmond seitwärts (1)

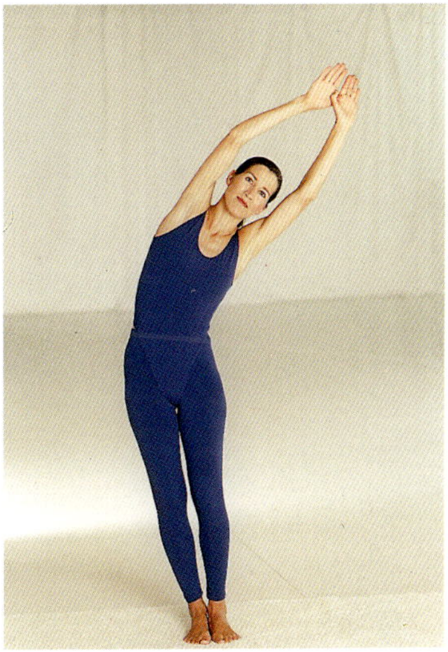

Halbmond seitwärts (2)

Die Dehnung halten

Atmen Sie aus. Schieben Sie dabei das Becken nach rechts, und neigen Sie den Oberkörper nach links, ohne die Dehnung aufzugeben. Das Gesicht ist

nach vorn gewendet (Foto **(2)** Seite 43). Verweilen Sie für drei bis vier Atemzüge in dieser Haltung.
Atmen Sie ein, richten Sie sich dabei wieder auf und erneuern Sie die Dehnung.
Atmen Sie aus. Schieben Sie dabei das Becken nach links, und neigen Sie den Oberkörper nach rechts, ohne die Dehnung aufzugeben.
● Führen Sie die Übung im Wechsel auf jeder Seite zwei- bis dreimal aus.

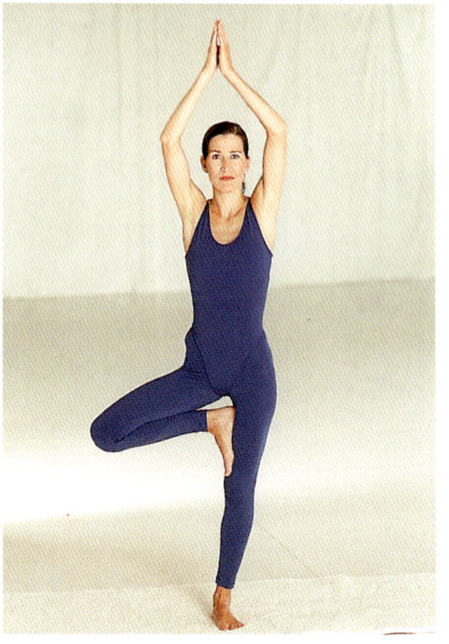

Baum II

Baum II

Vrksasana
Vrksa bedeutet Baum.

So wirkt die Übung:
Verbessert den Gleichgewichtssinn. Kräftigt die Muskeln von Füßen, Beinen und Schultergürtel.

▶ Nehmen Sie den Aufrechten Stand ein (Seite 39). Verlagern Sie das Gewicht auf den linken Fuß. Legen Sie die rechte Fußsohle an die Innenseite des linken Knies oder Oberschenkels. Falten Sie die Hände vor dem Oberkörper und führen Sie sie langsam über den Kopf.
Drehen sie das angewinkelte Knie so weit wie möglich nach außen, es soll ungefähr in die gleiche Richtung zeigen wie die rechte Schulter **(Foto)**. Tasten Sie in Ihrer Phantasie über die Fingerkuppen nach oben, über Steißbein und Ferse nach unten.
Verweilen Sie 20 bis 30 Sekunden in dieser Haltung.
Führen Sie die Hände wieder vor den Oberkörper, lassen Sie die Arme sinken und stellen Sie den rechten Fuß auf die Unterlage zurück.
Führen Sie die Übung auch auf dem rechten Fuß stehend aus.
● Führen Sie die Übung im Wechsel auf jeder Seite zweimal aus.

Seitliche Dreieckhaltung

Utthita – trikonasana
Utthita bedeutet ausgebreitet, *trikona* Dreieck.

So wirkt die Übung:
Kräftigt Rumpf- und Beinmuskeln. Dehnt die Wirbelsäule. Regt die Funktionen von Leber, Galle, Bauchspeicheldrüse, Milz und Darm an.

Bitte beachten

Nicht üben:
Bei starken Hüftschmerzen, Zwischenrippenneuralgien.

▶ Nehmen Sie den Aufrechten Stand ein (Seite 39). Stellen Sie, je nach Körpergröße, die Füße 70 bis 100 Zentimeter auseinander.
Atmen Sie ein. Heben Sie dabei die gestreckten Arme seitlich in die Waagerechte, die Handflächen zeigen nach unten. Drehen Sie den rechten Fuß um etwa 90 Grad, den linken um etwa 15 Grad nach rechts **(1)**.
Atmen Sie aus. Neigen Sie den Oberkörper nach rechts: Der rechte Arm zeigt senkrecht nach unten, der linke senkrecht nach oben. Blicken Sie auf den linken Daumen **(2)**. Verweilen Sie etwa 30 Sekunden in dieser Haltung. Atmen Sie ein. Richten Sie sich dabei wieder auf.
Atmen Sie aus und nehmen Sie dabei wieder den Aufrechten Stand ein.

- Führen Sie die Übung im Wechsel auf jeder Seite zwei- bis dreimal aus.

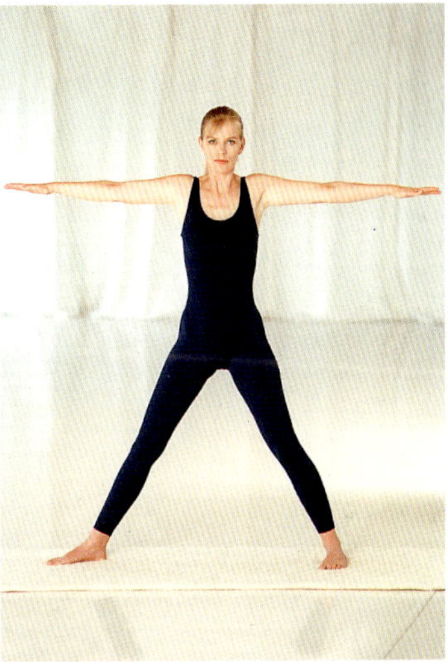

Seitliche Dreieckhaltung (1)

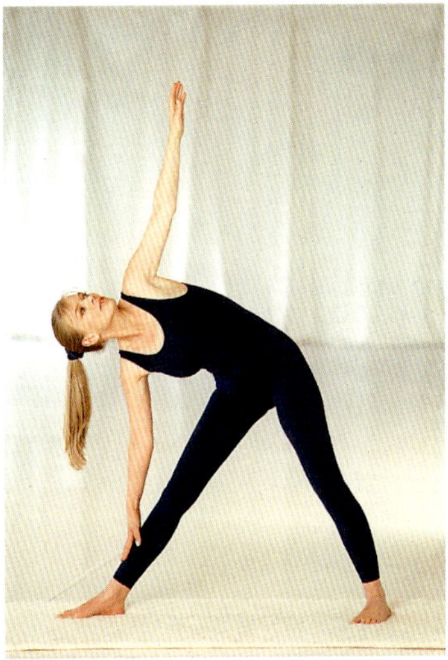

Seitliche Dreieckhaltung (2)

Die asanas – Körperübungen

Dreieckhaltung, diagonal

Parivrtta-trikonasana
Parivrtta bedeutet umgekehrt, *trikona* Dreieck.

So wirkt die Übung:
Gleiche Wirkung wie die seitliche Dreieckhaltung (Seite 45). Durch die Drehung des Oberkörpers werden Rücken und Wirbelsäule aktiviert.

▶ Nehmen Sie den Aufrechten Stand ein (Seite 39). Atmen Sie ein, und stellen Sie die Füße 70 bis 100 Zentimeter auseinander. Heben Sie gleichzeitig die gestreckten Arme seitlich in die Waagerechte, die Handflächen zeigen nach unten.
Mit der Ausatmung beugen Sie den Oberkörper in den Hüftgelenken, Rücken und Arme bleiben waagerecht **(1)**.
Drehen Sie den Oberkörper so, daß Sie die rechte Handfläche an die Außenseite des linken Unterschenkels oder Fußknöchels legen können. Richten Sie den Blick auf die linke Hand **(2)**. Verweilen Sie etwa zehn Sekunden in dieser Haltung, atmen Sie dabei ruhig und gleichmäßig.
Mit einer Einatmung heben Sie Oberkörper und Arme wieder in die Waagerechte **(1)**. Atmen Sie aus und richten Sie mit der nächsten Einatmung den Oberkörper wieder auf, gehen Sie in die Ausgangshaltung zurück. Üben Sie zur anderen Seite.

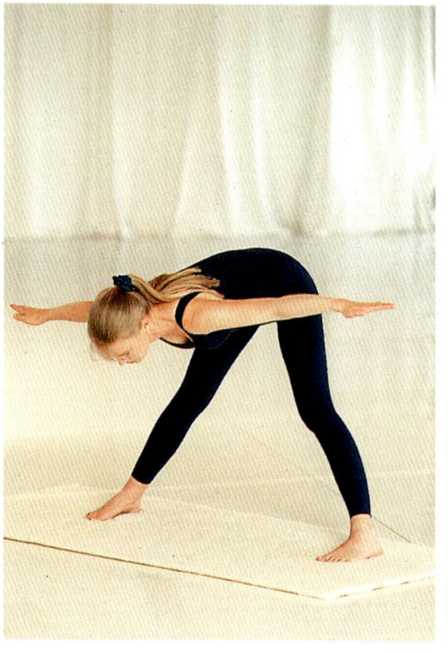

Dreieckhaltung, diagonal (1)

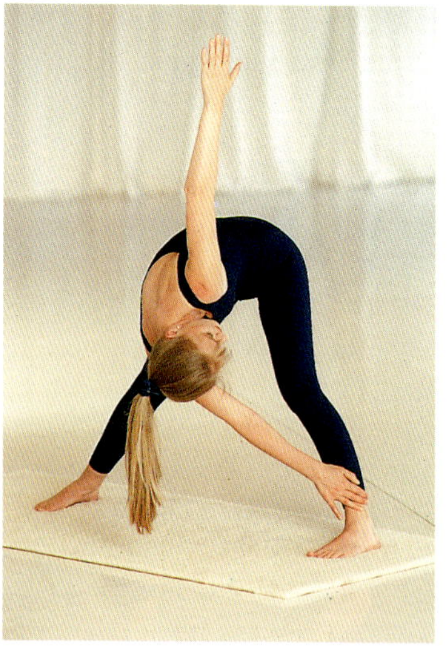

Dreieckhaltung, diagonal (2)

- Führen Sie die Übung im Wechsel auf jeder Seite viermal aus.

Hockhaltung II

Utkasana
Utkata bedeutet mächtig.

So wirkt die Übung:
Gleiche Wirkung wie Hockhaltung I (Seite 42).

Nicht üben:
Bitte beachten Bei Schmerzen in den Kniegelenken.

▶ Nehmen Sie den Aufrechten Stand ein (Seite 39).
Heben Sie mit einer Einatmung die gestreckten Arme waagerecht vor den Körper.
Atmen Sie aus und gehen Sie mit geschlossenen Beinen in die Hocke, die ganzen Fußsohlen stehen fest auf der Unterlage.
Verlagern Sie mit der Einatmung das Gewicht auf die Zehen.
Setzen Sie sich auf die Fersen und legen Sie die Hände auf die Knie **(Foto)**.
Verweilen Sie etwa 20 Sekunden in dieser Haltung. Atmen Sie dabei ruhig und gleichmäßig.
Richten Sie sich in der umgekehrten Reihenfolge der Bewegungen wieder auf.

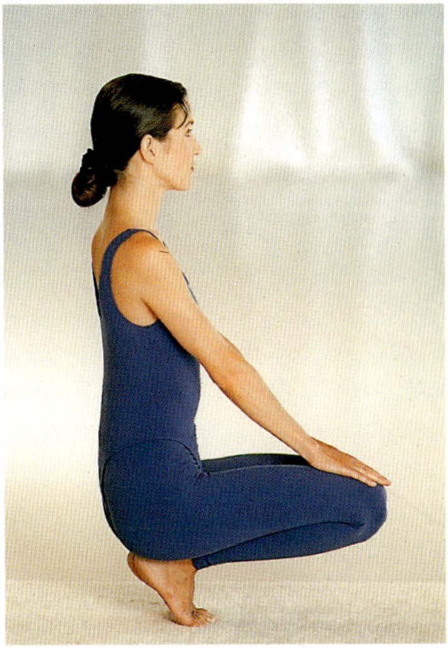

Hockhaltung II

- Führen Sie die Übung zwei- bis dreimal aus.

Held

Virabhadrasana
Virabhadra war ein großer Held.

So wirkt die Übung:
Gleiche Wirkung wie die seitliche Dreieckhaltung (Seite 45). Durch die Drehung des Oberkörpers werden zusätzlich Rükken und Wirbelsäule aktiviert. Stärkt die Bein-, Schulter- und Armmuskeln. Fördert die Durchblutung des Unterleibes. Unterstützt die Funktion des Dickdarms.

▶ Nehmen Sie den Aufrechten Stand ein (Seite 39).

Die asanas – Körperübungen

Held (1), (2)

Atmen Sie ein. Stellen Sie dabei die Füße 70 bis 100 Zentimeter auseinander. Heben Sie gleichzeitig die gestreckten Arme seitlich in die Waagerechte, die Handflächen zeigen nach

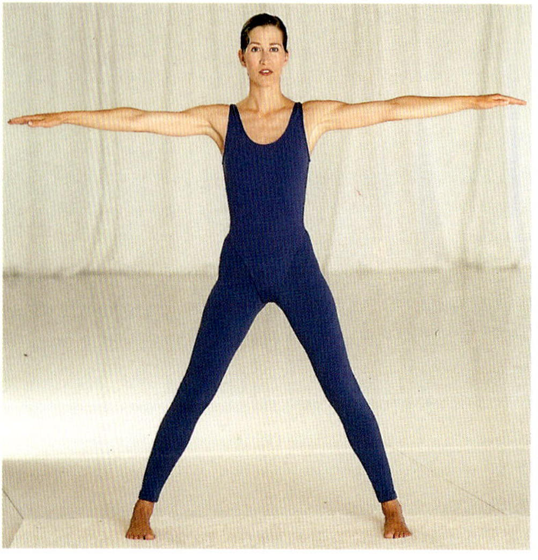

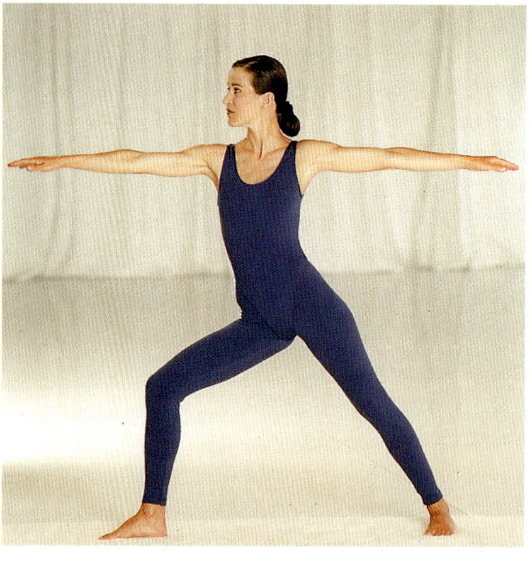

unten **(1)**. Drehen Sie den rechten Fuß etwa 90 Grad, den linken etwa 15 Grad nach rechts. Atmen Sie aus, und schieben Sie das rechte Knie soweit nach rechts, bis der Unterschenkel senkrecht steht. Das linke Bein bleibt gestreckt. Rechter Fuß und rechte Hand zeigen in dieselbe Richtung, der Blick ist auf die rechte Hand gerichtet **(2)**. Bleiben Sie 15 bis 20 Sekunden in dieser Haltung. Atmen Sie ruhig und gleichmäßig. Gehen Sie in der umgekehrten Reihenfolge der Bewegungen wieder in die Ausgangshaltung zurück. Üben Sie zur anderen Seite.

- Führen Sie die Übung auf jeder Seite zweimal aus.

Gestreckte Hand-Zehen-Haltung

Utthita – hasta – padangustha-asana

Utthita bedeutet ausgestreckt, *hasta* Hand, *padangustha* großer Zeh.

So wirkt die Übung:
Kräftigt die Arm- und Beinmuskeln, stärkt den Gleichgewichtssinn.

Bitte beachten

Nicht üben:
Bei starker Störung des Gleichgewichtssinnes.

▶ Nehmen Sie den Aufrechten Stand ein (Seite 39). Verlagern Sie Ihr Körpergewicht auf das linke Bein. Atmen Sie aus und ziehen Sie dabei den rechten Fuß auf der Innenseite

Gestreckte Hand-Zehen-Haltung (1)

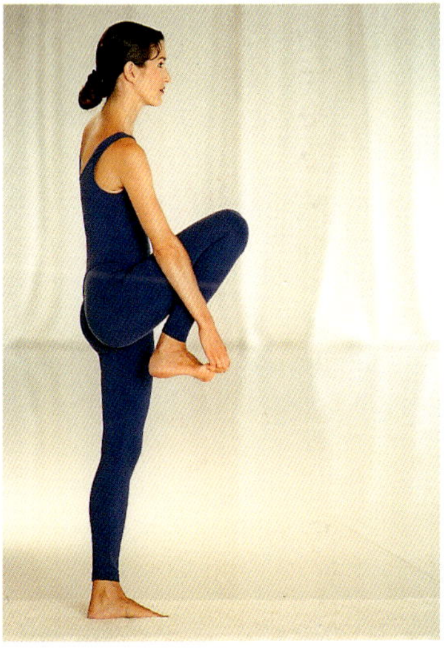

Gestreckte Hand-Zehen-Haltung (2)

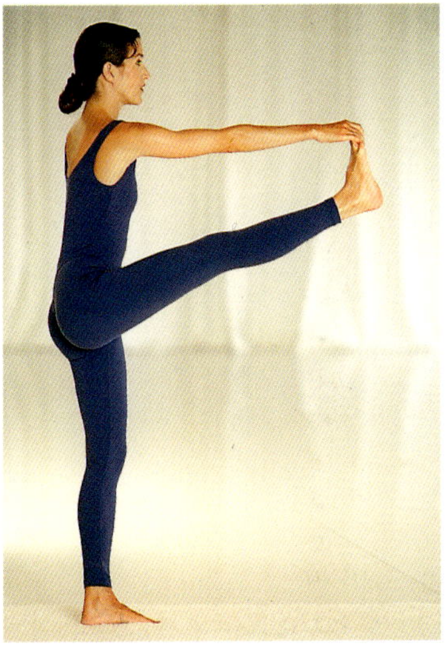

des linken Beines nach oben. Halten Sie die rechte große Zehe mit Daumen, Zeige- und Mittelfinger der rechten Hand. Legen Sie die linke Hand an die linke Hüfte **(1)**. Verweilen Sie zwei bis drei Atemzüge in dieser Haltung, bis Sie das Gleichgewicht gefunden haben.
Dann atmen Sie aus und strecken dabei das rechte Bein nach vorn **(2)**. Verweilen Sie für zwei bis drei Atemzüge in dieser Haltung.
Atmen Sie aus, gehen Sie in der umgekehrten Reihenfolge der Bewegungen wieder in die Ausgangshaltung zurück.
- Führen Sie die Übung im Wechsel auf jeder Seite zwei- bis dreimal aus.

Vorwärtsbeugung im Stehen

Uttasana
Ut bedeutet aufwärts, aber auch intensiv und behutsam; *tan* bedeutet dehnen, strecken.

So wirkt die Übung:
Dehnt die Muskeln der Körperrückseite. Regt die Funktionen von Leber, Bauchspeicheldrüse und Nieren an. Verstärkt die Durchblutung des Kopfes. Verbessert die Denkfähigkeit. Verlängert die Ausatmung.

Die asanas – Körperübungen

Bitte beachten

Nicht üben:
Bei Wirbelsäulenbeschwerden, zu hohem Augeninnendruck oder Netzhautablösung, hohem Blutdruck.

Ausgleichshaltungen:
Dehnung in der Rückenlage (Seite 68) oder Schulterbrücke (Seite 69).

▶ Nehmen Sie den Aufrechten Stand ein (Seite 39).
Stellen Sie die Füße etwa hüftbreit auseinander.
Atmen Sie aus. Beugen Sie dabei den geraden, gedehnten Oberkörper in den Hüftgelenken so weit wie möglich nach vorn (der Oberkörper sollte mit den Beinen einen rechten Winkel bilden), die Arme hängen locker herunter **(1)**. Atmen Sie dabei ruhig und gleichmäßig.
Mit jeder neuen Ausatmung beugen Sie nacheinander, Wirbel für Wirbel, die Lenden-, Brust- und Halswirbelsäule, bis Sie den Boden vor den Zehen mit den Fingerkuppen oder den Handflächen berühren können.
Führen Sie mit jeder Ausatmung Oberkörper und Kopf behutsam näher zu den Beinen. Umfassen Sie – je nach Beweglichkeit – Unterschenkel oder Fußgelenke **(2)**. Bleiben Sie eine halbe bis eine Minute in dieser Haltung.
Atmen Sie tief und gleichmäßig.
Atmen Sie ein. Heben Sie dabei den Oberkörper in der umgekehrten Reihenfolge der Bewegungen wieder in die Waagerechte.

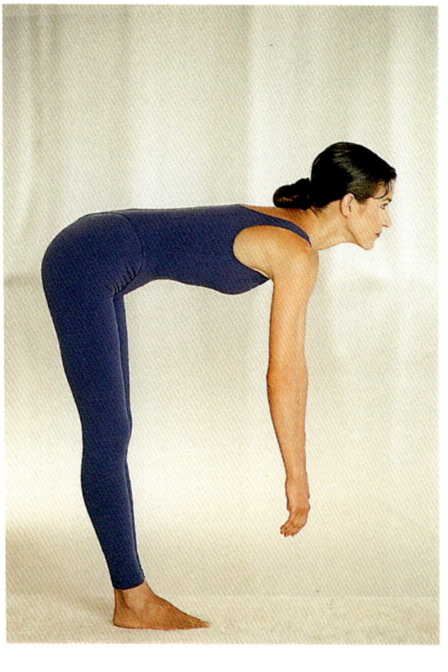

Vorwärtsbeugung im Stehen (1)

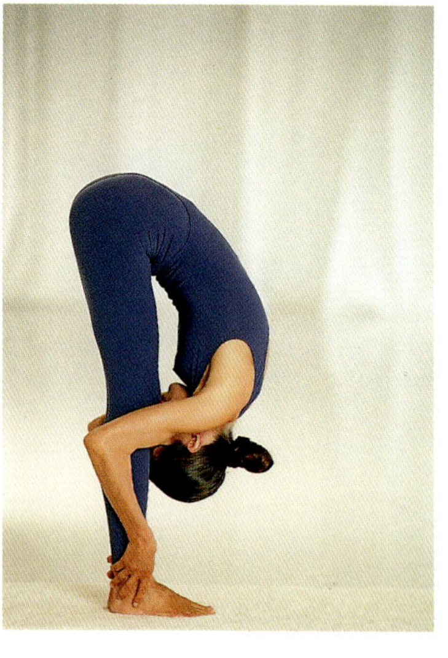

Vorwärtsbeugung im Stehen (2)

Mit der nächsten Einatmung gehen Sie in die Ausgangshaltung zurück.

- Führen Sie die Übung zwei- bis dreimal aus.
- Hilfe: Wenn Sie den Boden mit den Händen zunächst nicht erreichen können, legen Sie die Hände auf eine Unterlage, beispielsweise einen kleinen Schemel.

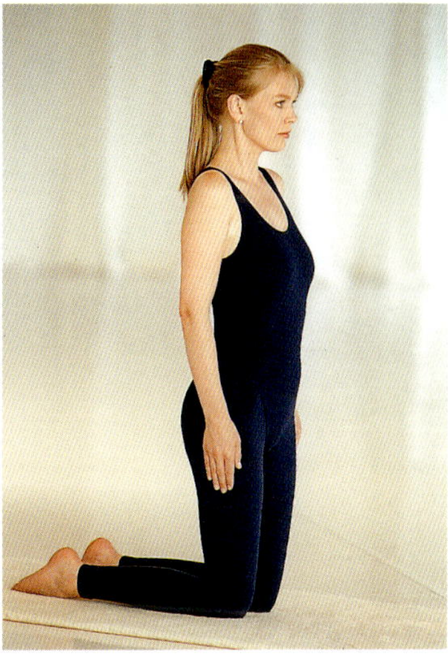

Kniestand

Kniestand

Ausgangshaltung für alle asanas, die sich aus dem Knien entwickeln.

▶ Nehmen Sie den Aufrechten Stand ein (Seite 39). Knien Sie sich mit beiden Knien auf Ihre Unterlage, die Fußrücken liegen auf dem Boden. Verteilen Sie das Gewicht gleichmäßig auf beide Knie.
Legen Sie die rechte Hand an das Steißbein (das untere Ende der Wirbelsäule) und die linke Hand unter halb des Nabels an den Bauch. Schieben Sie mit der rechten Hand das Becken nach vorne und mit der linken Hand nach hinten, die Oberschenkel bleiben senkrecht. Richten Sie Rücken und Brustkorb auf, lassen Sie die Schultern nach hinten unten sinken, die Arme hängen locker herunter. Dehnen Sie den Nacken und ziehen Sie das Kinn leicht Richtung Brust **(Foto)**.

Die asanas – Körperübungen

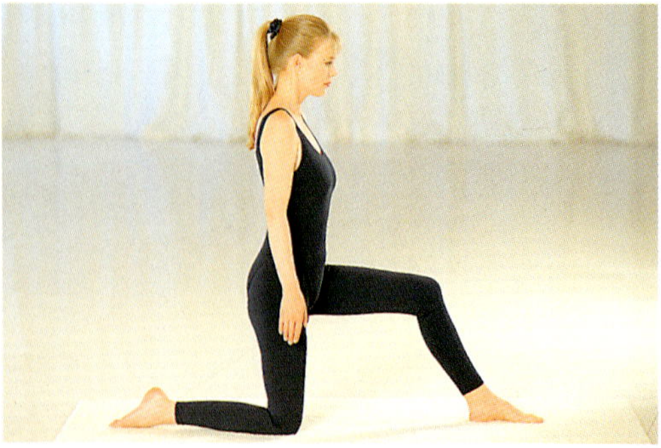

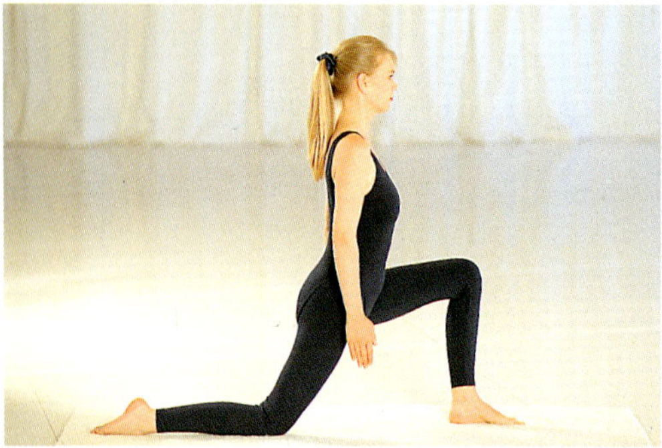

Halbe Kobra (1), (2)

Halbe Kobra

Ardha – bhujangasana
Ardha bedeutet halb, *bhudjanga* Schlange, Kobra.

So wirkt die Übung:
Kräftigt die Rückenmuskeln. Dehnt die Muskeln der Körpervorderseite und der Oberschenkel. Stärkt den unteren Rücken und die Hüftgelenke. Baut Fettpölsterchen an Hüften und Oberschenkeln ab. Lockert die Schultern. Regt die Nierenfunktion an, wirkt blutdrucksenkend.

Bitte beachten

Nicht üben:
Bei Beschwerden im unteren Rücken und in den Hüftgelenken, bei frischen Operationsnarben und Brüchen, bei Entzündungen in Unterleib und Bauchraum.

Ausgleichsübung:
Ausgleich in der Rückenlage (Seite 68).

▶ Nehmen Sie den Kniestand ein (Seite 51).
Stellen Sie den linken Fuß nach vorn, der Winkel zwischen Ober- und Unterschenkel ist etwas größer als 90 Grad, Schultern und Arme hängen locker herunter **(1)**.
Konzentrieren Sie sich auf die Rückseite Ihres Beckens:
Atmen Sie aus. Schieben Sie dabei das Becken so weit wie möglich nach vorn, der Oberkörper bleibt aufrecht, die linke Ferse hält Bodenkontakt **(2)**. Verweilen Sie für drei bis vier Atemzüge in dieser Haltung, dehnen Sie dabei den Körper vom Scheitel bis zu den Zehen des rechten Fußes. Gehen Sie in den Kniestand zurück und wiederholen Sie die Übung mit dem anderen Bein.

- Führen Sie die Übung im Wechsel auf jeder Seite zwei- bis dreimal aus.

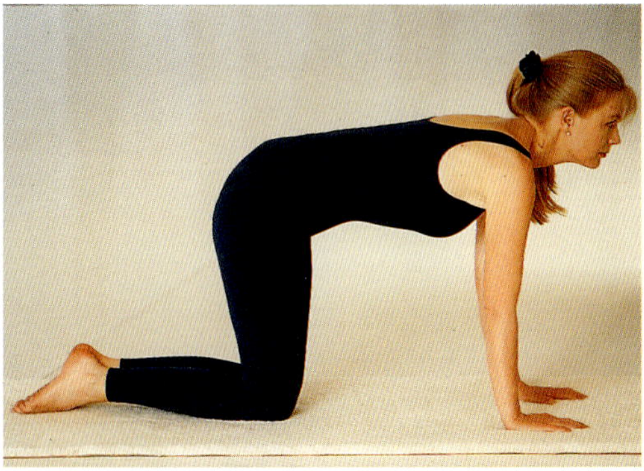

Vierfüßler-stand

Vierfüßlerstand

So wirkt die Übung:
Entlastet und stärkt Schulter- und Hüftgelenke.

▶ Nehmen Sie den Kniestand ein (Seite 51). Beugen Sie den Oberkörper nach vorne, und stützen Sie sich bei gestreckten Armen mit den Handflächen auf der Unterlage auf, die Finger zeigen nach vorne **(Foto)**.

Nicht üben:
Bei Wirbelsäulenschäden, starken Schulter-, Hüft- und Knieschmerzen.

Ausgleichsübung:
Ausgleich in der Rückenlage (Seite 68).

Katze

So wirkt die Übung:
Verbessert die Beweglichkeit des Rückens, der Schulter- und Hüftgelenke. Strafft das Gewebe, baut Fettpölsterchen an Taille, Bauch und Gesäß ab. Regt die Verdauungsorgane an, hilft bei Müdigkeit.

▶ Nehmen Sie den Vierfüßlerstand ein (linke Spalte).
Die Hände sind schulterbreit, die Knie hüftbreit auseinander. Wölben Sie den Rücken mit einer Ausatmung stark nach oben, lassen Sie den Kopf sinken, und führen Sie das rechte Knie zur Stirn **(1)**.
Mit der Einatmung lassen Sie den Rücken sinken, führen das rechte Bein gestreckt nach hinten oben und legen gleichzeitig den Kopf in den Nacken. Dehnen Sie den ganzen Körper (Foto **(2)**, Seite 54).

Katze (1)

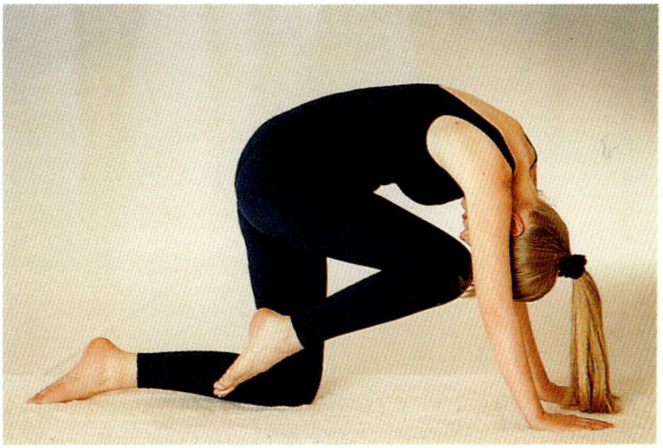

Die asanas – Körperübungen

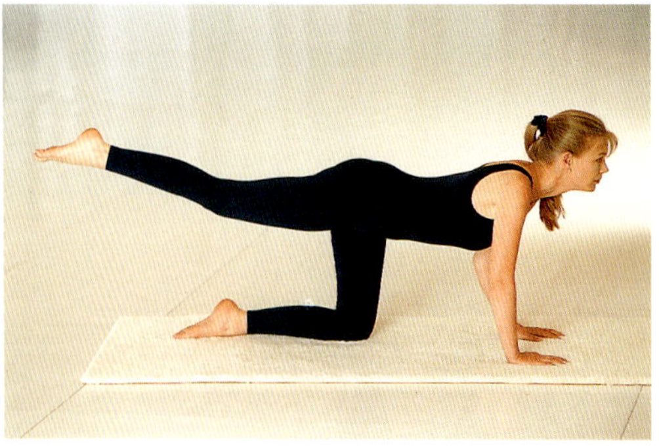

Katze (2) ● Führen Sie die Übung im Wechsel auf jeder Seite drei- bis viermal aus.

Fersensitz

Ausgangshaltung für alle Übungen, die sich aus dem Fersensitz entwickeln.

So wirkt die Übung:
Kräftigt Füße und Beine, verbessert die Durchblutung der Bauch- und Beckenorgane.

Nicht üben:
Bei Venenleiden, bei Verletzungen in Knie- und Fußgelenken.

▶ Nehmen Sie den Kniestand ein (Seite 51). Lassen Sie die Fersen nach außen sinken. Beugen Sie sich nach vorne, und nehmen Sie den Vierfüßlerstand ein (Seite 53). Stützen Sie sich mit den Fingerkuppen seitlich vor den Knien ab, und verteilen Sie Ihr Gewicht auf Arme und Beine. Senken Sie das Gesäß. Setzen Sie sich in die Wanne, die von den Füßen gebildet wird.
Hat das Gesäß auf den Füßen einen festen Halt, legen Sie die Handflächen auf die Knie. Richten Sie Becken und Brustkorb auf, lassen Sie die Schultern locker nach hinten unten sinken, und tasten Sie mit dem Scheitelpunkt des Kopfes nach oben **(Foto)**. Atmen Sie locker und gleichmäßig.

● Führen Sie die Übung zweimal aus.

● Hilfe: Zur Erleichterung können Sie ein Kissen unter die Fußgelenke oder unter das Gesäß legen.

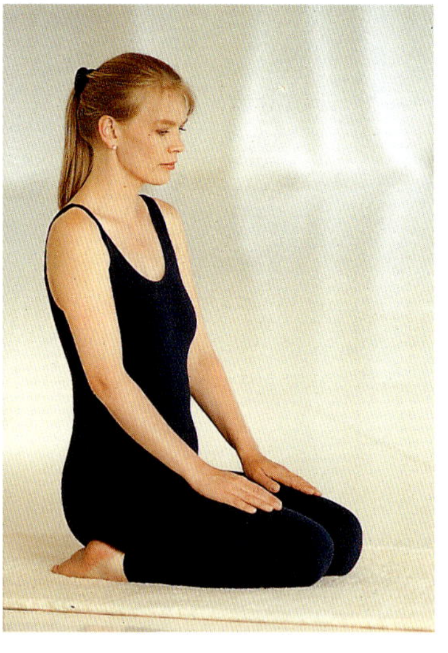

Fersensitz

Eingerolltes Blatt – Kindeshaltung

So wirkt die Übung:
Dehnt und entspannt Schulter- und Rückenmuskeln. Verbessert die Durchblutung des Kopfes, beruhigt das Nervensystem. Vertieft die Atmung, baut Streß ab.

Nicht üben:
Bei Venenleiden, bei Schmerzen in den Hüft-, Knie- und Fußgelenken, bei Wirbelsäulenverletzungen.

Ausgleichshaltung:
Dehnung in der Rückenlage (Seite 68).

▶ Nehmen Sie den Fersensitz ein (Seite 54).
Neigen Sie den Oberkörper nach vorn, bis der Kopf den Boden berührt. Führen Sie gleichzeitig die Arme nach hinten, und legen Sie die Handrücken neben den Unterschenkeln auf den Boden. Ihr Oberkörper ist vollkommen entspannt, der Kopf locker **(Foto)**. Das eingerollte Blatt ist eine Demuts- und Entspannungshaltung, in der Sie längere Zeit verweilen können. Atmen Sie dabei ruhig und gleichmäßig. Gehen Sie zurück in den Fersensitz. Ziehen Sie dabei zuerst Ihren Oberkörper, dann den locker hängenden Kopf hoch. Richten Sie den Kopf erst auf, wenn Ihr Oberkörper wieder senkrecht ist.
● Führen Sie die Übung einmal aus.

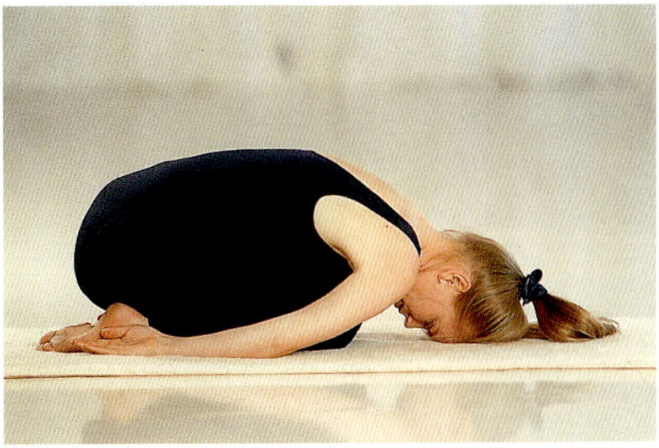

Eingerolltes Blatt – Kindeshaltung

Löwe

Simhasana
Simha bedeutet Löwe.

So wirkt die Übung:
Entspannt das Gesicht, glättet Fältchen. Kräftigt die Stimme. Hilft bei Halsschmerzen.

▶ Nehmen Sie den Fersensitz ein (Seite 54).
Stellen Sie die Zehen auf die Unterlage. Der Rücken ist gerade, die Handflächen liegen auf den Oberschenkeln, die Arme sind locker gestreckt und die Finger gespreizt (Foto **(1)** Seite 56).
Heben Sie das Gesäß von den Fersen ab. Neigen Sie den Ober-

körper nach vorn. Lassen Sie die Hände nach unten gleiten und schieben Sie die Finger unter die Kniegelenke. Öffnen Sie den Mund und strecken Sie die Zunge zum Kinn, der

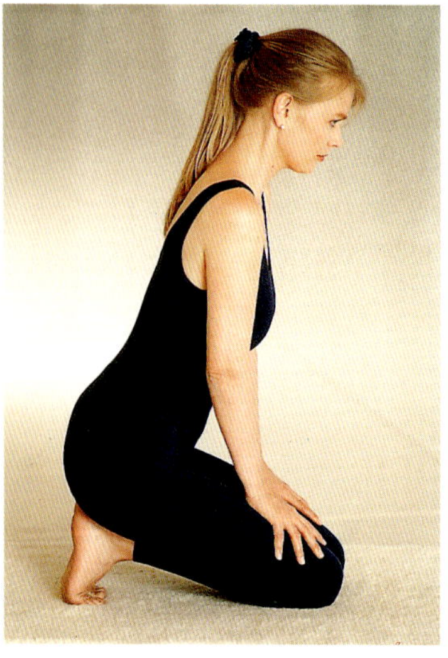

Löwe (1)

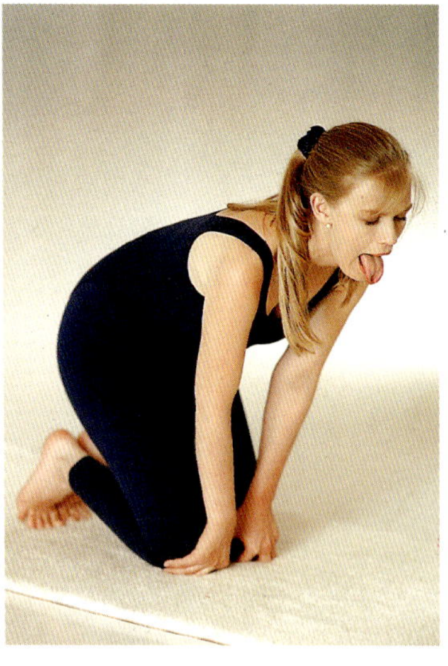

Löwe (2)

Blick ist auf die Nasenspitze gerichtet (2). Bleiben Sie etwa zehn Sekunden in dieser Haltung. Atmen Sie durch den Mund aus und ein.

- Führen Sie die Übung zweimal aus.

Blume

So wirkt die Übung:
Lockert steife Finger. Hilft bei Gelenkschmerzen. Verbessert die Durchblutung der Hände, hilft bei kalten Händen.

▶ Nehmen Sie den Fersensitz ein (Seite 54).
Heben Sie die Unterarme, die Hände befinden sich etwa in Höhe der Schultern. Ballen Sie die Hände kräftig zu Fäusten (Foto (1) Seite 57).
Stellen Sie sich die Hände als Blüte vor, die sich langsam öffnet. Wenden Sie dabei starken Gegendruck an, bis die Hände geöffnet sind. Biegen Sie die Finger so weit wie möglich durch (Foto (2) Seite 57).
Schließen Sie die Hände mit dem gleichen Gegendruck, bis die Fäuste wieder fest geschlossen sind.
Öffnen Sie die Fäuste. Schütteln Sie Finger und Hände locker aus.

- Führen Sie die Übung dreimal aus.

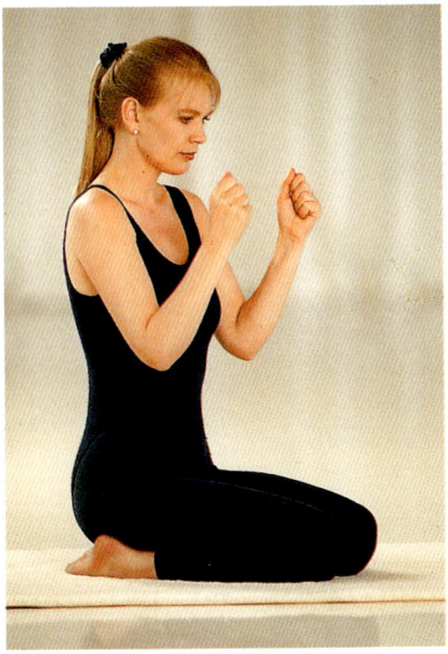
Blume (1)

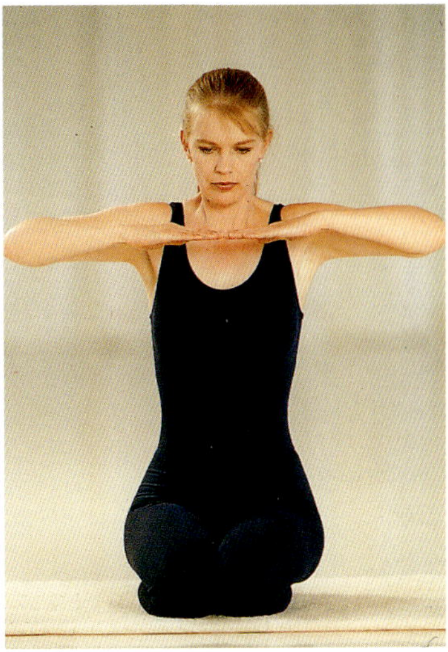
Klinge (1)

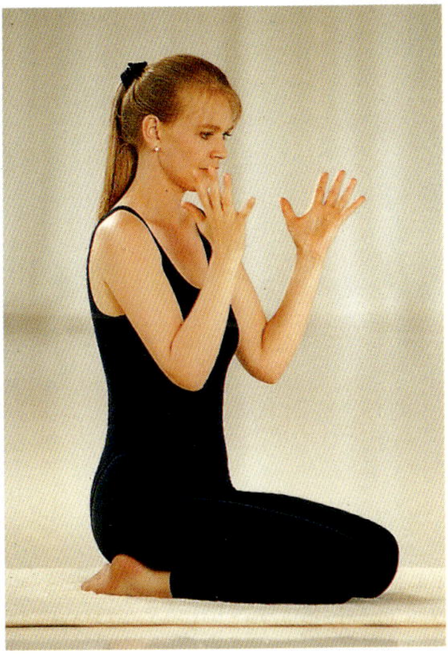
Blume (2)

Klinge

So wirkt die Übung:
Stärkt die Schultermuskeln und -gelenke, löst Verspannungen in den Schultern. Festigt die Brustmuskeln. Vertieft die Atmung.

▶ Nehmen Sie den Fersensitz ein (Seite 54).
Heben Sie die gestreckten Arme seitlich in die Waagerechte. Winkeln Sie die Unterarme so an, daß sich die Hände vor dem Brustkorb befinden, die Handflächen zeigen nach unten, die Fingerspitzen berühren sich **(1)**.
Schieben Sie die Schulterblätter zusammen, die Arme bewegen sich passiv mit (Foto **(2)** Seite 58).

Die asanas – Körperübungen

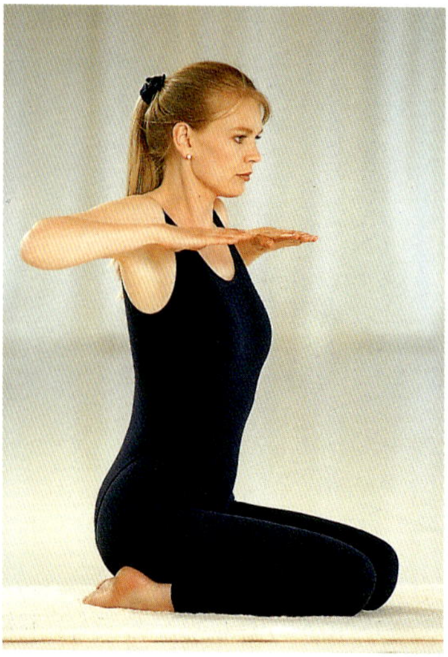

Klinge (2)

Verweilen Sie etwa zehn Sekunden in dieser Haltung. Lösen Sie die Anspannung in Schultergürtel und Rücken.

● Führen Sie die Übung fünfmal aus.

▶ Führen Sie die Ellenbogen hinter den Oberkörper, Arme und Hände bleiben dabei waagerecht. Bewegen Sie die Arme in den Schultergelenken sechs- bis achtmal auf und ab.

● Führen Sie die Übung dreimal aus.

Langsitz

Ausgangshaltung für viele asanas, die sich aus dem Sitzen entwickeln.

So wirkt die Übung:
Entspannt die Muskeln von Becken, Rücken, Schultern und Nacken.

▶ Setzen Sie sich mit gestreckten Beinen auf Ihre Unterlage oder ein Sitzkissen. Legen Sie die rechte Hand, Handfläche nach oben, unter die rechte Gesäßhälfte. Ziehen Sie die Hand nach hinten außen, dadurch wird das Becken aufgerichtet. Richten Sie auch die linke Seite des Beckens auf. Verteilen Sic

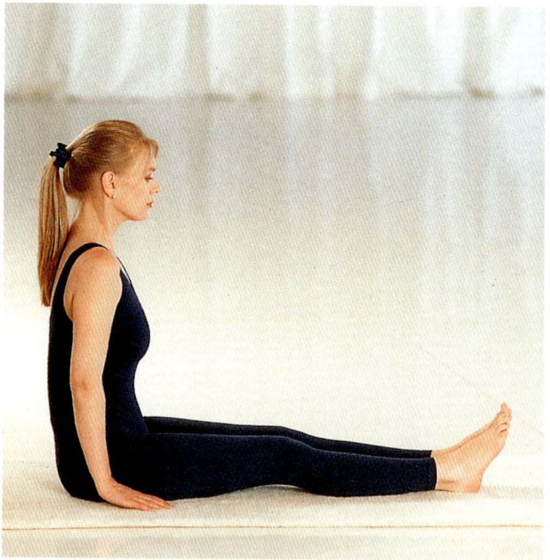

Langsitz

Ihr Gewicht gleichmäßig auf beide Gesäßhälften.
Richten Sie Rücken und Brustkorb auf.
Lassen Sie die Schultern nach hinten unten sinken. Dehnen Sie den Nacken und ziehen Sie das Kinn leicht an die Brust (**Foto** Seite 58).

Steigerung der Beweglichkeit

So wirkt die Übung:
Dehnt die Muskeln des Beckens, der Leistenbeugen und der Beine.

Nicht üben:
Bei Schmerzen in den Leistenbeugen, bei Leistenzerrungen und Leistenbruch.

Steigerung der Beweglichkeit

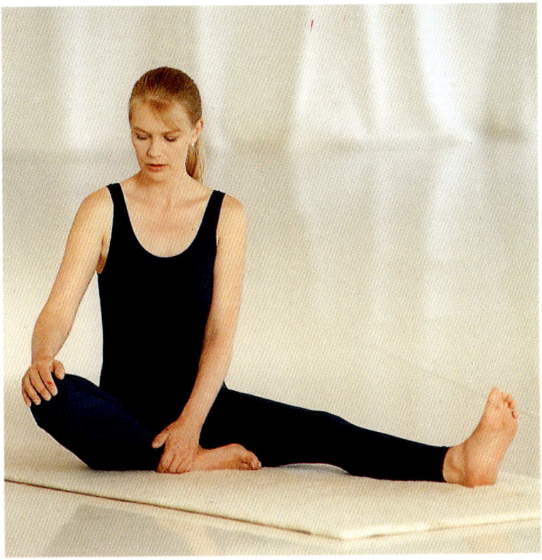

▶ Nehmen Sie den Langsitz ein (Seite 58).
Legen Sie die Fußsohle des rechten Fußes so hoch wie möglich an die Innenseite des linken Oberschenkels.
Umfassen Sie mit der linken Hand locker das rechte Fußgelenk.
Legen Sie die rechte Hand auf das rechte Knie, und wippen Sie das Bein sanft zum Boden (**Foto**). Atmen Sie ruhig und gleichmäßig.
Berührt das Knie bei aufrechtem Oberkörper den Boden, haben Sie das Ziel der Übung erreicht.
- Führen Sie die Übung zuerst mit dem rechten, dann mit dem linken Bein je sechs- bis achtmal aus.

Schneidersitz

Sukhasana
Sukha bedeutet Bequemlichkeit.

So wirkt die Übung:
Dehnt die Muskeln des Beckens, der Leistenbeugen, der Beine. Kräftigt den Rücken. Bereitet auf andere Sitzhaltungen vor.

Nicht üben:
Bei Schmerzen in den Leistenbeugen, Leistenzerrungen und Leistenbruch.

Bitte beachten

Die asanas – Körperübungen

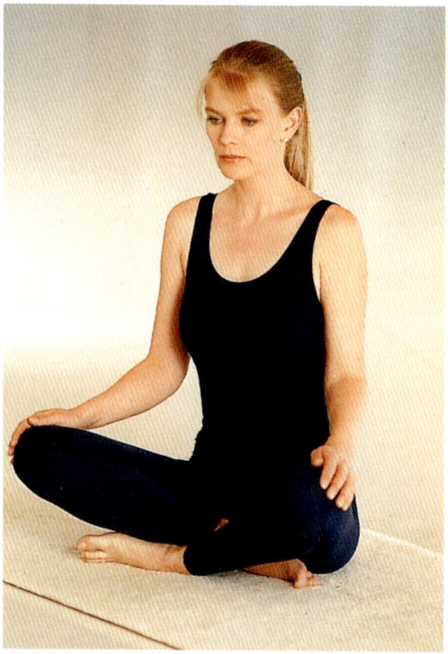

Schneidersitz

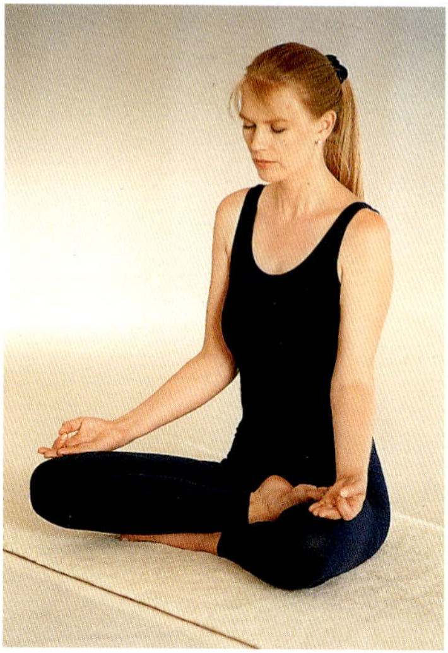

Freier Sitz

▶ Nehmen Sie den Langsitz ein (Seite 58). Ziehen Sie zuerst die rechte Ferse an den Damm. Legen Sie dann die linke Ferse unter den rechten Unterschenkel.
Legen Sie die Hände auf die Knie (**Foto** oben links).
Sie können auch die Handrücken auf die Knie legen; Daumen und Zeigefinger berühren sich (**Foto** oben rechts). Dies ist eine Meditationsgeste, das Jnana-Mudra. Es vertieft die Konzentration.

- Hilfe: Setzen Sie sich auf ein festes Kissen. Je näher die Knie zum Boden kommen, desto bequemer sitzen Sie.

Freier Sitz

Muktasana
Mukti bedeutet Befreiung.

So wirkt die Übung:
Dehnt die Muskeln des Beckens, der Leistenbeugen, der Beine, richtet den Rücken auf, entspannt Nacken und Schultern. Die Handhaltung Jnana-Mudra ist eine Meditationsgeste.

Nicht üben:
Bei Schmerzen in den Leistenbeugen, Leistenzerrungen und Leistenbruch.

▶ Nehmen Sie den Langsitz ein (Seite 58). Ziehen Sie die linke Ferse an den Damm, die rechte Ferse vor das linke Fuß-

gelenk, beide Knie sinken zum Boden.
Legen Sie die rechte Hand unter die rechte Gesäßhälfte. Ziehen Sie die Hand nach hinten außen. Führen Sie die Bewegung auch links aus. Damit richten Sie das Becken auf, gleichzeitig sinken die Knie tiefer zum Boden.
Legen Sie die Handrücken auf die Knie, die Kuppen von Daumen und Zeigefinger aneinandergelegt, die anderen Finger gestreckt (Jnana-Mudra, **Foto** Seite 60 oben rechts). Atmen Sie ruhig und gleichmäßig.

Meditationsgeste

Sie können auch den linken Handrücken auf die Füße, den rechten auf die linke Handfläche legen, die Daumenkuppen berühren sich (Dhyana-Mudra).

- Führen Sie die Übung im Wechsel auf jeder Seite zwei- bis dreimal aus.
- Hilfe: Setzen Sie sich auf ein festes Kissen.

Berg – Variation

Parvatasana
Parvata bedeutet Berg.

So wirkt die Übung:
Kräftigt Schulter- und Armmuskeln. Vertieft die Atmung. Verbessert die Sauerstoffaufnahme. Kräftigt die Wirbelsäule.

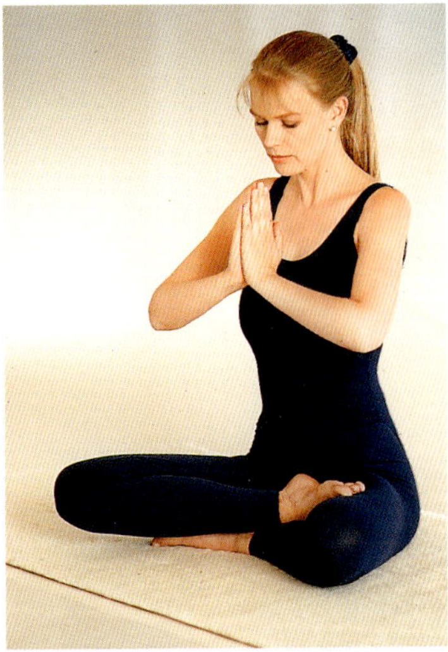
Berg – Variation (1)

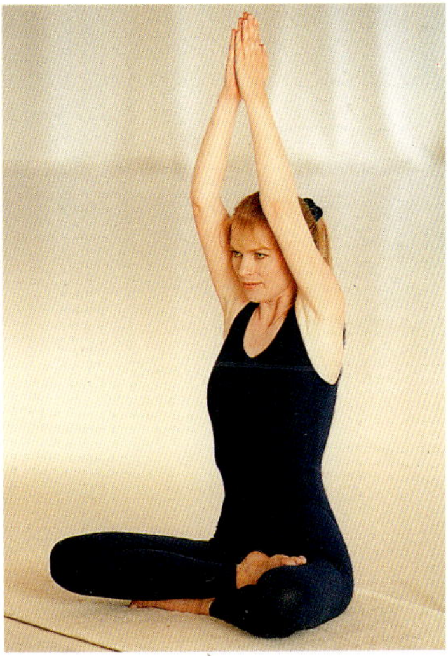
Berg – Variation (2)

▶ Nehmen Sie den freien Sitz ein (Seite 60).
Halten Sie den Oberkörper aufrecht und legen Sie die Handflächen vor der Brust aneinander **(1)**.

Die asanas – Körperübungen

Führen Sie mit der Einatmung die Arme über den Kopf (Foto **(2)** Seite 61). Tasten Sie über die Fingerkuppen nach oben und über das Steißbein nach unten. Lassen Sie den Atem frei strömen. Verweilen Sie zehn bis 15 Sekunden in dieser Haltung. Führen Sie die Arme mit einer Ausatmung in die Ausgangshaltung zurück.

- Führen Sie die Übung zwei- bis dreimal aus.

Halber Drehsitz

Ardha – Matsyendrasana
Ardha bedeutet halb; Matsyendra war einer der Begründer des Hatha-Yoga.

So wirkt die Übung:
Dehnt die Rückenmuskeln. Löst Verspannungen in Nacken und Schultern. Regt die Funktionen von Leber, Magen und Bauchspeicheldrüse an. Verbessert die Beweglichkeit der Hüftgelenke. Stärkt das Nervensystem. Harmonisiert die Organsteuerung.

Bitte beachten

Vorsichtig üben:
Bei Rücken- und Hüftgelenksschmerzen.

Ausgleichshaltungen:
Dehnung in der Rückenlage oder Schulterbrücke (Seiten 68/69).

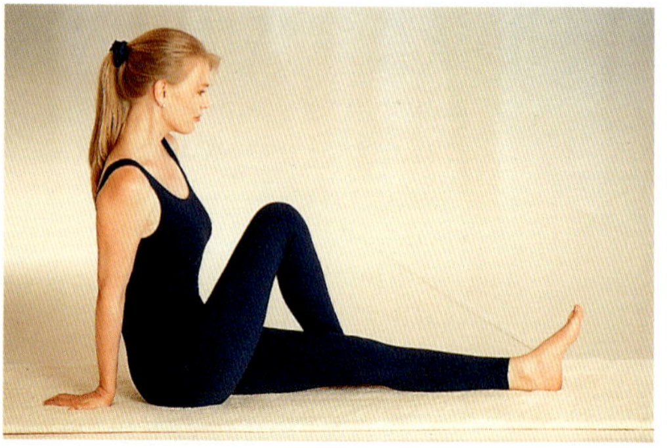

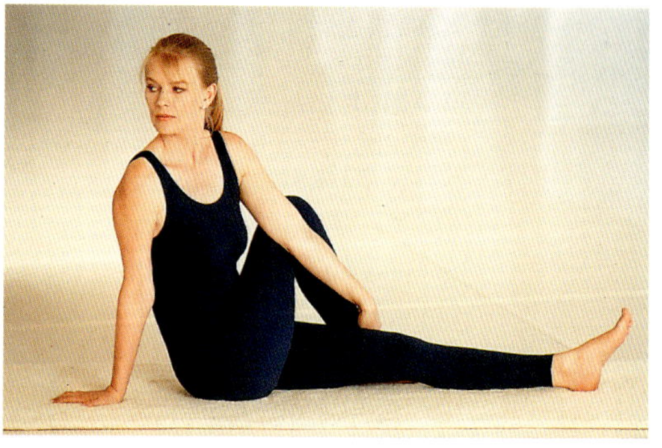

Halber Drehsitz (1), (2)

▶ Nehmen Sie den Langsitz ein (Seite 58).
Stellen Sie den rechten Fuß parallel an die Außenseite des linken Kniegelenkes **(1)**.
Drehen Sie Kopf, Oberkörper und Arme nach rechts, und stützen Sie sich mit der rechten Hand hinter dem Gesäß auf dem Boden auf.
Umfassen Sie mit der linken Hand das rechte Fußgelenk von der Außenseite her, der linke Oberarm drückt das rechte Knie etwas nach außen.

Richten Sie den Blick über die rechte Schulter nach hinten, atmen Sie ruhig und gleichmäßig, und halten Sie mit beiden Sitzbeinhöckern Bodenkontakt (Foto **(2)** Seite 62).

- Führen Sie die Übung im Wechsel auf jeder Seite zwei- bis dreimal aus.

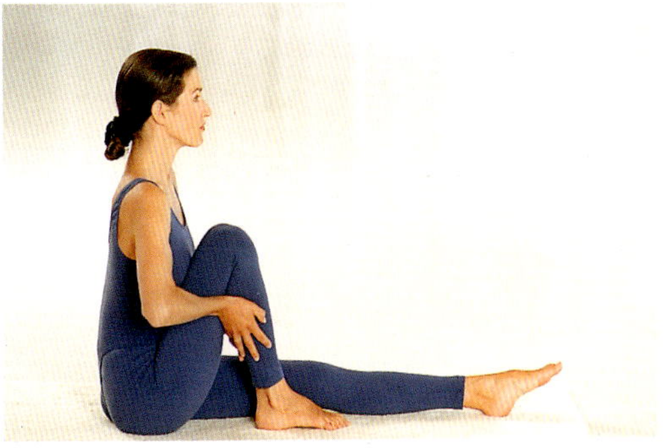

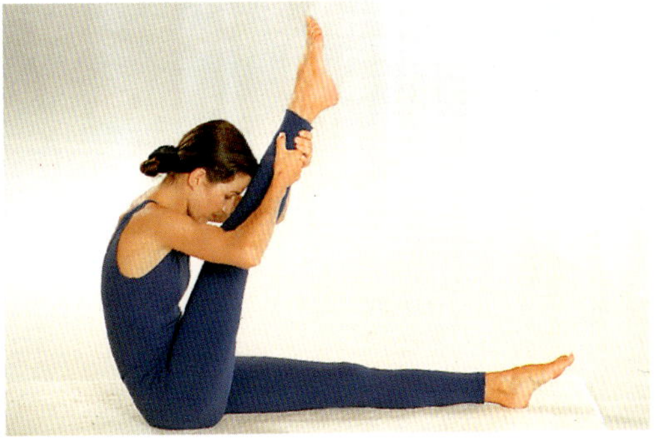

Strecksitz

So wirkt die Übung:
Dehnt die Muskeln des unteren Rückens, des Gesäßes und der Beine. Gleicht ein Hohlkreuz aus. Verbessert die Beweglichkeit der Hüftgelenke.

Nicht üben:

Bitte beachten Bei Ischialgien, Bandscheiben- und Wirbelschäden im Bereich der Lendenwirbelsäule.

Ausgleichshaltungen:
Dehnung in der Rückenlage (Seite 68) oder Schulterbrücke (Seite 69).

▶ Nehmen Sie den Langsitz ein (Seite 58).
Winkeln Sie das rechte Bein an, der Fuß steht auf der Unterlage. Umfassen Sie den Unterschenkel mit beiden Händen **(1)**. Atmen Sie aus. Strecken Sie das Bein aus, und heben Sie es dann so hoch wie möglich vor Ihren Oberkörper. Legen Sie die Stirn an das Knie oder den Unterschenkel **(2)**. Verweilen Sie etwa zehn Sekunden in dieser Haltung. Atmen Sie dabei ruhig und gleichmäßig.

Strecksitz (1), (2)

Stellen Sie mit einer Einatmung den Fuß wieder auf die Unterlage und strecken Sie das Bein mit der Ausatmung auf der Unterlage aus – Sie befinden sich nun wieder im Langsitz. Wiederholen Sie die Übung mit dem anderen Bein.

- Führen Sie die Übung im Wechsel auf jeder Seite zwei- bis dreimal aus.

Knie-Kopf-Haltung

Janu-sirsasana
Janu bedeutet Knie, *sirsa* Kopf.

So wirkt die Übung:
Dehnt die Muskeln der Körperrückseite, verbessert die Beweglichkeit von Wirbelsäule und Hüftgelenken. Hilft bei Müdigkeit und Nervosität. Regt die Verdauung an. Vertieft die Flankenatmung.

Vorsichtig üben:
Bei Rücken- und Gelenkschmerzen.

Bitte beachten

Nicht üben:
Bei akuter Ischialgie, schweren Schäden an der Wirbelsäule, Schmerzen in der Leistenbeuge.

Ausgleichshaltungen:
Dehnung in der Rückenlage (Seite 68) oder Schulterbrücke (Seite 69).

▶ Nehmen Sie den Langsitz ein (Seite 58). Spreizen Sie die Beine 60 bis 80 Zentimeter weit, und legen Sie die linke Ferse vor den Damm. Atmen Sie ein. Heben Sie dabei die gestreckten Arme nach vorn, die Handflächen zeigen nach unten **(1)**.
Atmen Sie aus und beugen Sie dabei den gedehnten Oberkörper über das gestreckte rechte Bein. Legen Sie die Stirn auf das Knie oder den Unterschenkel. Umfassen Sie mit den Händen, je nach Beweglichkeit, die Zehen, den Fuß oder den Unterschenkel **(2)**. Verweilen Sie für einige Atemzüge in dieser Haltung, atmen Sie ruhig und gleichmäßig.
Mit einer Einatmung richten Sie sich wieder auf.
Wiederholen Sie die Übung mit dem linken Bein.

- Führen Sie die Übung im Wechsel auf jeder Seite zwei- bis dreimal aus.

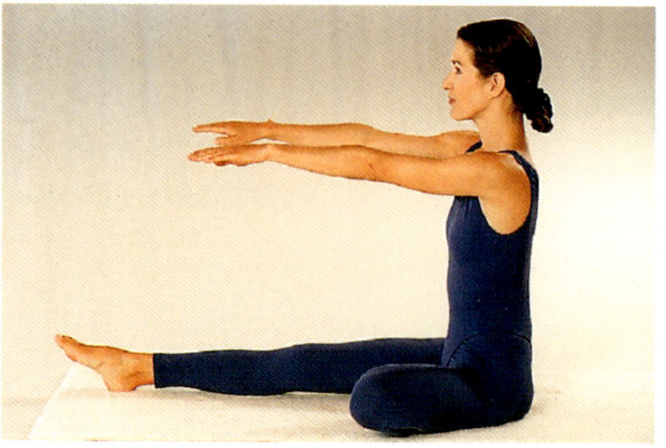

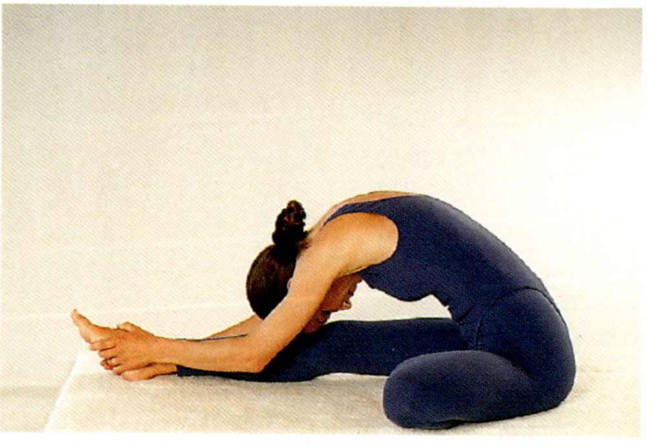

Knie-Kopf-Haltung (1), (2)

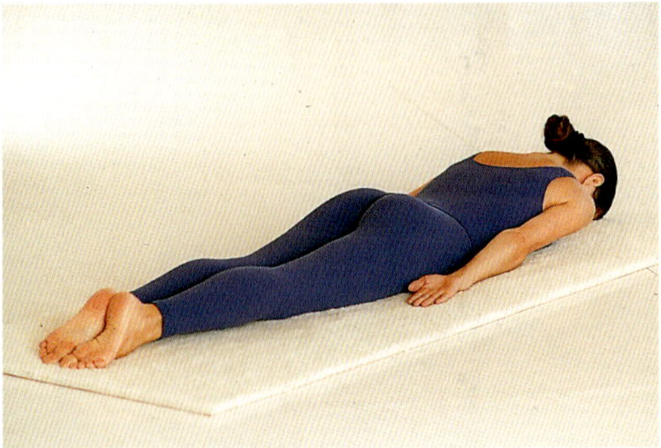

Bauchlage

Bauchlage

Ausgangshaltung für alle asanas, die sich aus der Bauchlage entwickeln.

So wirkt die Übung:
Löst Verspannungen im ganzen Körper. Lindert Rückenschmerzen. Fördert die Flankenatmung.

▶ Legen Sie sich auf den Bauch, die Stirn berührt die Unterlage. Die Arme liegen locker gestreckt neben dem Körper, die Handflächen zeigen nach oben. Beine und Füße sind gestreckt, der Spann zeigt zur Unterlage **(Foto)**.
Verlängern Sie in Ihrer Vorstellung den Scheitel, das Steißbein, die Fingerkuppen und die Zehenspitzen.

Delphin

Makarasana
Makara bedeutet Delphin.

Entspannungshaltung im Anschluß an Beugungen nach hinten: Halbe Kobra (Seite 52), Katze (Seite 52), Kobra (Seite 66).

So wirkt die Übung:
Vertieft die Atmung. Dehnt die Muskeln von Schultern, Armen und Beinen. Verbessert die Beweglichkeit der Fußgelenke. Hilft bei Beschwerden in der Brustwirbelsäule.

▶ Nehmen Sie die Bauchlage ein (linke Spalte).
Spreizen Sie die Beine 40 bis 50 Zentimeter. Lassen Sie die Innenkanten der Füße zum Boden sinken, und spannen Sie die Zehen in Richtung Unterschenkel **(1)**.

Delphin (1)

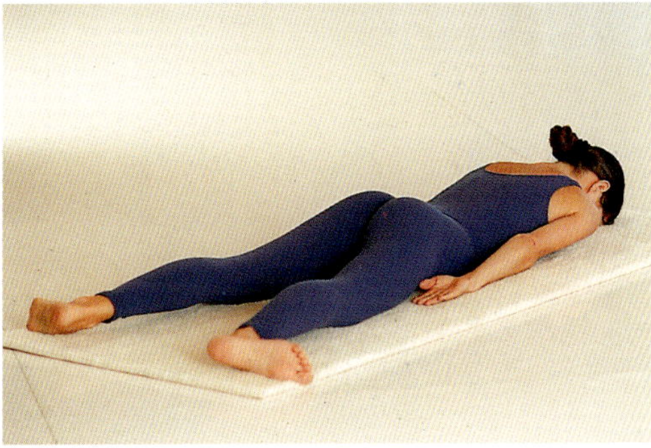

Die asanas – Körperübungen

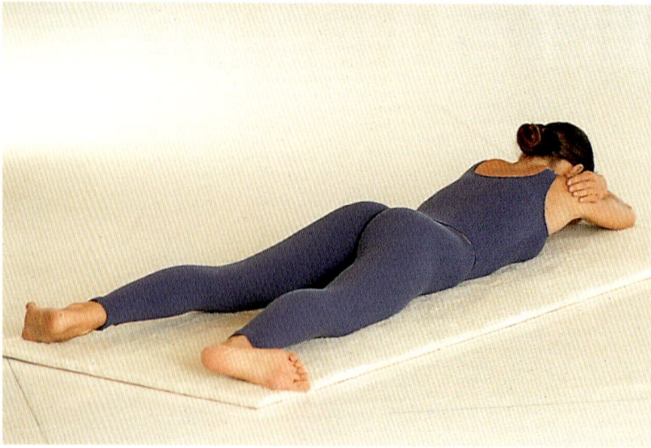

Delphin (2) Heben Sie den Kopf. Legen Sie die rechte Hand auf die linke Schulter und die linke Hand auf die rechte Schulter. Legen Sie den Kopf auf die Unterarme **(2)**.
Dehnen Sie den Körper über den Scheitel und die Ellbogen nach oben und über die Fersen nach unten. Verweilen Sie etwa 60 bis 90 Sekunden in dieser Haltung.
Gehen Sie dann in die Ausgangshaltung zurück.

- Führen Sie die Übung einmal aus.

Kobra

Bhujangasana
Bhujanga bedeutet Schlange, Kobra.

So wirkt die Übung:
Stärkt die Muskeln des Oberkörpers. Verbessert Fehlhaltungen der Wirbelsäule und macht sie elastisch. Verbessert die Nierenfunktion. Baut Fettpölsterchen an Taille, Hüfte und Oberschenkeln ab.

Bitte beachten

Nicht üben:
Bei Ischias, Beschwerden im unteren Rücken, bei frischen Brüchen und nicht lange zurückliegenden Operationen, bei Entzündungen in Unterleib und Bauchraum, bei Angina pectoris und bei nervösen Herzbeschwerden.

Ausgleichsübung:
Ausgleich in der Rückenlage (Seite 68).

▶ Nehmen Sie die Bauchlage ein (Seite 65).
Setzen Sie die Hände in Brusthöhe auf den Boden, dehnen Sie den Körper vom Scheitel bis zu den Zehen, und bleiben Sie in der Dehnung bis zum Ende der Übung (Foto **(1)** Seite 67).
Atmen Sie ruhig und gleichmäßig.

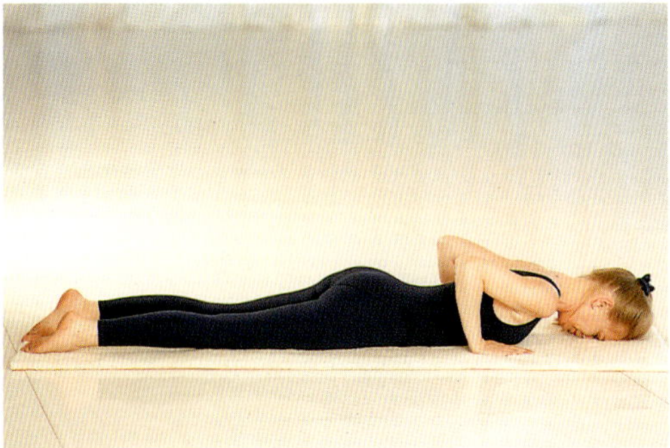

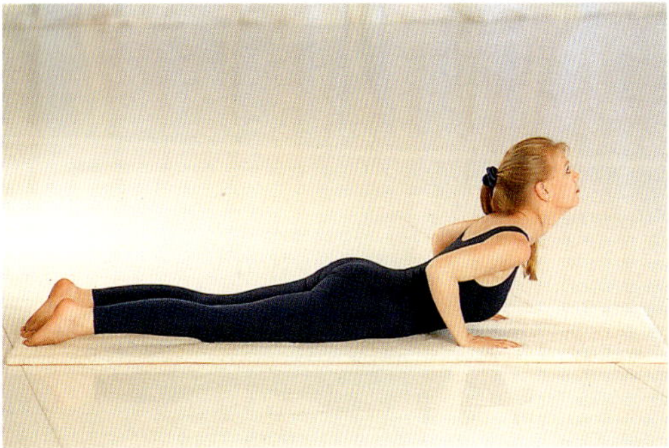

Kobra (1), (2) Heben Sie den Kopf und ziehen Sie den Oberkörper mit den Rückenmuskeln Wirbel um Wirbel hoch. Der Bauchnabel berührt den Boden, die Hände stützen den Körper nur leicht ab. Beugen Sie Rücken und Kopf nach hinten, und tasten Sie mit dem Brustkorb nach vorn oben **(2)**. Atmen Sie ruhig und gleichmäßig. Verweilen Sie drei bis vier Atemzüge in dieser Haltung. Kehren Sie langsam in die Bauchlage zurück.

● Führen Sie die Übung zwei- bis dreimal aus.

Rückenlage

So wirkt die Übung:
Löst Verspannungen im ganzen Körper. Erleichtert Zwerchfell-, Flanken-, Obere und Vollatmung.

▶ Legen Sie sich auf den Rücken, die Hände liegen neben dem Körper. Dehnen Sie den Nacken. Ziehen Sie das Kinn leicht an die Brust.
Strecken Sie die Beine locker aus, sie dürfen 10 bis 20 Zentimeter gespreizt sein (**Foto** unten).
Tasten Sie in Ihrer Vorstellung über den Scheitel, die Fingerkuppen, das Steißbein, die Fersen und die Zehen hinaus.

■ Schließen Sie Ihr Übungsprogramm immer mit der Rückenlage ab. Sie ist eine ideale Entspannungshaltung.

Rückenlage

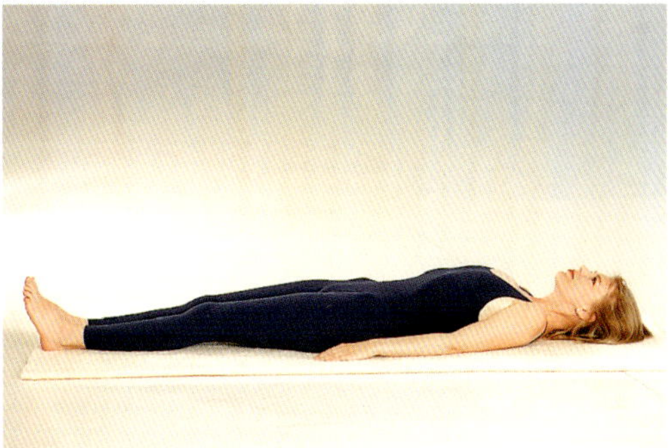

Die asanas – Körperübungen

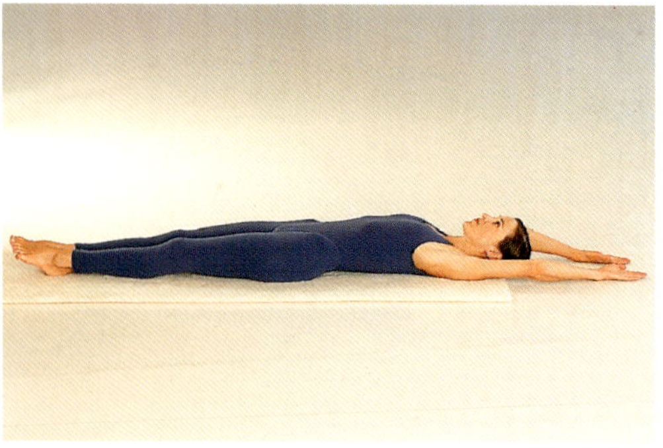

oberhalb des Kopfes auf die Unterlage **(Foto)**.
Tasten Sie nun ganz bewußt über die Fingerkuppen und Zehenspitzen hinaus, dehnen und räkeln Sie sich.
Führen Sie die Arme wieder neben den Körper und richten Sie sich langsam über die rechte Seite auf.

Dehnung in der Rückenlage

Dehnung in der Rückenlage

Entspannungshaltung nach anstrengenden asanas: Vorwärtsbeugung im Stehen (Seite 49), Halber Drehsitz (Seite 62), Strecksitz (Seite 63), Knie-Kopf-Haltung (Seite 64), Pflug (Seite 72).

So wirkt die Übung:
Entspannt und erfrischt den ganzen Körper. Hilft bei Verspannungsschmerzen und Müdigkeit.

▶ Nehmen Sie die Rückenlage ein (Seite 67).
Lassen Sie sich bewußt vom Boden tragen.
Lösen Sie alle Anspannungen.
Lassen Sie den Atem frei strömen. Verweilen Sie 30 bis 60 Sekunden in dieser Haltung.
Heben Sie mit einer Einatmung die Arme. Legen Sie die Arme

Ausgleich in der Rückenlage

Apanasana
Apana ist der prana, der die Ausscheidung bewirkt.

Nicht vergessen!

Wichtige Ausgleichsübung im Anschluß an alle Beugungen nach hinten:
Halbe Kobra (Seite 52), Katze (Seite 52), Kobra (Seite 66).

So wirkt die Übung:
Regt Verdauung und Nierenfunktion an, entspannt den unteren Rücken.

▶ Nehmen Sie die Rückenlage ein (Seite 67).
Winkeln Sie die Beine an.
Ziehen Sie die angewinkelten Beine Richtung Oberkörper.
Legen Sie die Hände auf die Unterschenkel.
Ziehen Sie mit jeder Ausatmung die Beine zum Körper (Foto **(1)** Seite 69).

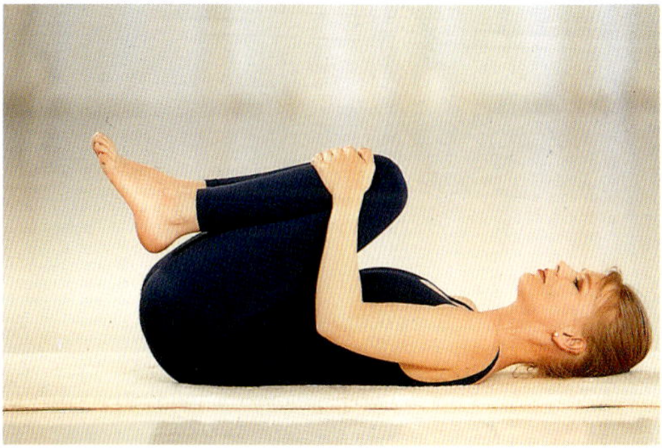
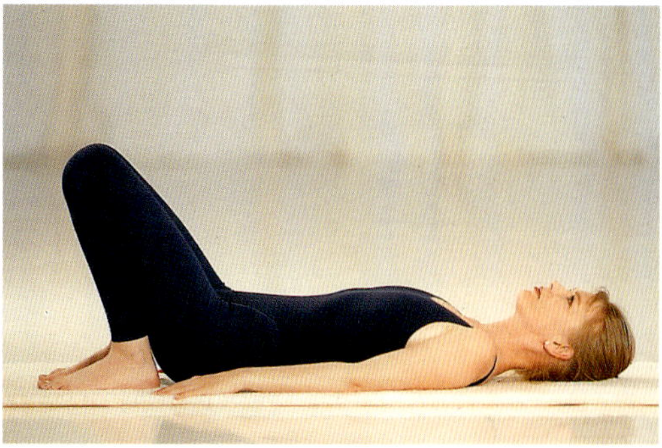
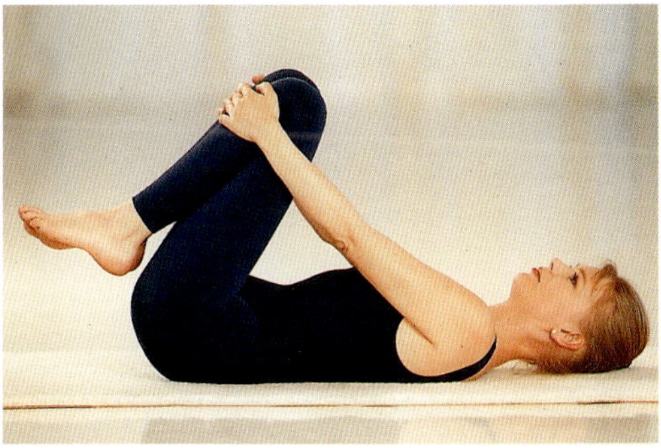
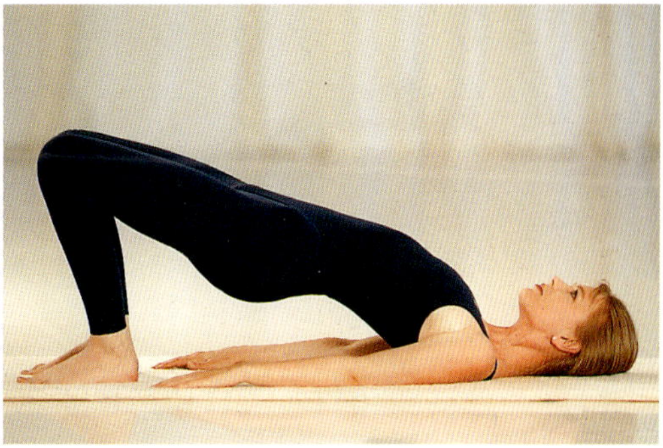

Ausgleich in der Rückenlage (1), (2)

Lassen Sie die Beine mit jeder Einatmung so weit weggleiten, wie es die Länge der Arme zuläßt **(2)**. Die Hände bleiben immer an derselben Stelle der Unterschenkel.
Verfeinern Sie die Übung dadurch, daß Sie die Bein- und Atembewegungen immer besser aufeinander abstimmen.

- Führen Sie die Übung etwa zehnmal aus.

Schulterbrücke

Schulterbrücke (1), (2)

Dvipada pitham
Dvi bedeutet zwei, *pada* Fluß, *pitham* Pult.

Wichtige Ausgleichsübung im Anschluß an alle Beugungen nach vorn:
Vorwärtsbeugung im Stehen (Seite 49), Strecksitz (Seite 63), Knie-Kopf-Haltung (Seite 64), Pflug (Seite 72), Rückenrollen (Seite 75).

Die asanas – Körperübungen

So wirkt die Übung:
Vertieft die Atmung. Kräftigt Beine und Rücken. Dehnt die Körpervorderseite.

Nehmen Sie die Rückenlage ein (Seite 67). Die Arme sind gestreckt und liegen parallel zum Körper, die Handflächen zeigen nach unten.
Stellen Sie die Füße nahe dem Gesäß auf den Boden, die Knie berühren sich (Foto **(1)** Seite 69). Geben Sie Druck auf die Fußsohlen. Dadurch heben sich Becken und Rücken vom Boden ab (Foto **(2)** Seite 69). Verweilen Sie ein bis zwei Minuten in dieser Haltung. Atmen Sie dabei ruhig und gleichmäßig.

- Führen Sie diese Übung einmal aus.

Sie können dieses asana durch folgende Atemübung erweitern:

Atemübung

Führen Sie mit einer Einatmung die gestreckten Arme hinter den Kopf und mit der Ausatmung wieder zurück neben den Körper.

- Führen Sie diese Übung fünf- bis sechsmal aus.

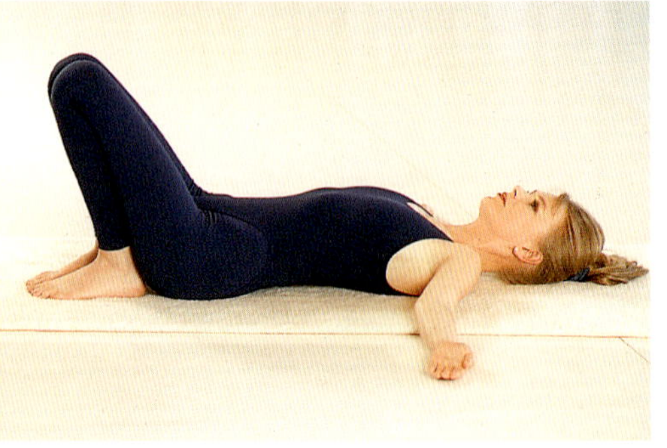

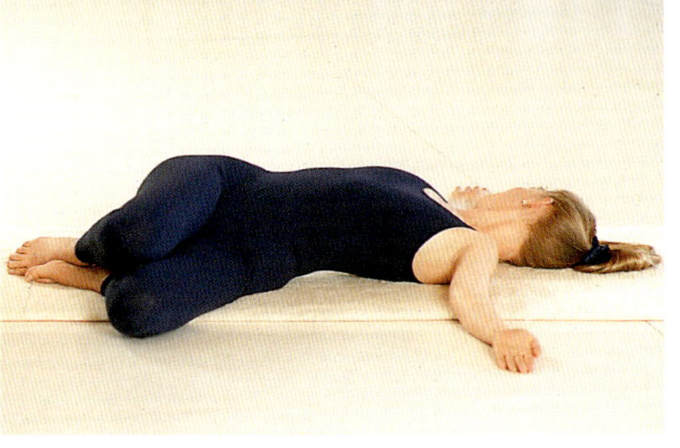

Krokodil (1), (2)

Krokodil

Nakrasana
Nakra bedeutet Krokodil.

So wirkt die Übung:
Verbessert die Beweglichkeit von Wirbelsäule und Rücken. Löst Verspannungen in Schultern, Rücken und Hüften. Unterstützt die Funktion der Verdauungsorgane.
Vertieft den Atem. Regt den Stoffwechsel an. Stärkt die Nerven.

Bitte beachten

Nicht üben:
Bei Wirbelsäulenschäden.

Nehmen Sie die Rückenlage ein (Seite 67). Legen Sie die gestreckten Arme im rechten Winkel zum Körper auf die Unterlage, die Handflächen zeigen nach oben.
Winkeln Sie die Beine an und stellen Sie die Füße möglichst nahe am Gesäß auf, die Knie berühren sich (Foto **(1)** Seite 70).
Lassen Sie die Beine behutsam nach links auf die Unterlage sinken, während Sie den Kopf nach rechts drehen. Atmen Sie dabei aus (Foto **(2)** Seite 70).
Mit der nächsten Einatmung heben Sie die Beine an, und führen sie mit der Ausatmung in einer fließenden Bewegung nach rechts, während Sie den Kopf nach links drehen.
- Führen Sie diese Drehbewegung auf beiden Seiten fünf- bis sechsmal aus.

Beine heben

Urdhva prasrita padasana
Urdhva bedeutet aufwärts, *prasrita* ausgestreckt, *pada* Bein.

So wirkt die Übung:
Kräftigt die Muskeln des unteren Rückens und der Beine. Gleicht ein Hohlkreuz aus. Beugt Ischialgien vor.

Nicht üben:
Bei akuten Ischialgien, Bandscheiben- und Wirbelschäden im Bereich der Lendenwirbelsäule.

Nehmen Sie die Rückenlage ein (Seite 67). Die gestreckten Arme liegen neben dem Körper, die Handflächen zeigen nach unten.
Führen Sie mit der Einatmung die gestreckten Arme in einem senkrechten Halbkreis auf die Unterlage oberhalb des Kopfes.
Atmen Sie aus und ziehen Sie durch das Anspannen der Bauch- und der Beinmuskeln die angewinkelten Beine über den Oberkörper **(1)**.
Strecken Sie die Beine senkrecht nach oben, und führen Sie gleichzeitig in einer fließenden Bewegung die gestreckten Arme in einem senkrechten Halbkreis neben den Körper zurück (Foto **(2)** Seite 72). Bleiben Sie etwa

Beine heben (1)

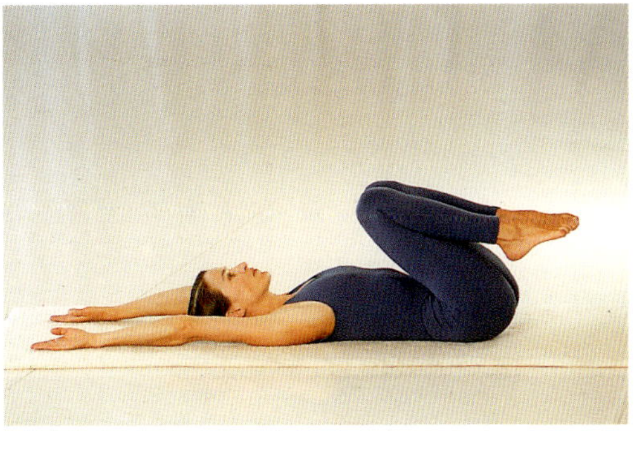

Die asanas – Körperübungen

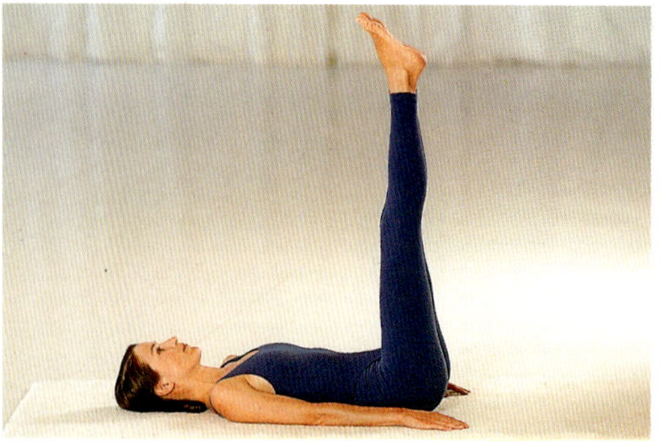

Beine heben (2)

zehn Sekunden in dieser Haltung. Atmen Sie ruhig und gleichmäßig.
Führen Sie die Beine mit einer Ausatmung wieder zurück auf die Unterlage.

- Führen Sie die Übung dreimal aus.

Pflug

Halasana
Hala bedeutet Pflug.

So wirkt die Übung:
Dehnt die Wirbelsäule und die Muskeln der Körperrückseite. Löst Verspannungen und Verspannungskopfschmerzen. Verbessert die Durchblutung des Kopfes, verschönert den Teint. Stärkt Bauch- und Beinhebemuskeln, baut Fettpölsterchen an Gesäß und Oberschenkeln ab. Regt die Funktionen von Leber, Magen, Bauchspeicheldrüse, Darm und Nieren an. Beseitigt Müdigkeit.

Nicht üben:
Bei Versteifungen der Wirbelsäule, akutem Ischias, frischen Operationsnarben, frischen Brüchen, erhöhtem Augeninnendruck, Netzhautablösung.

Ausgleichshaltungen:
Dehnung in der Rückenlage (Seite 67) oder Schulterbrücke (Seite 69).

▶ Nehmen Sie die Rückenlage ein (Seite 67). Die gestreckten Arme liegen neben dem Körper, die Handflächen zeigen nach

Pflug (1)

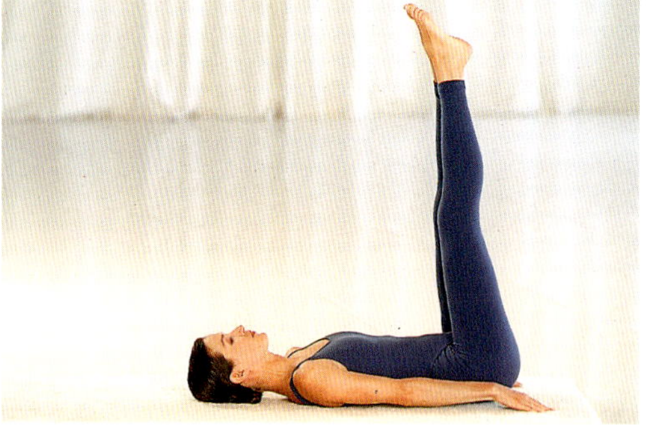

Pflug (2)

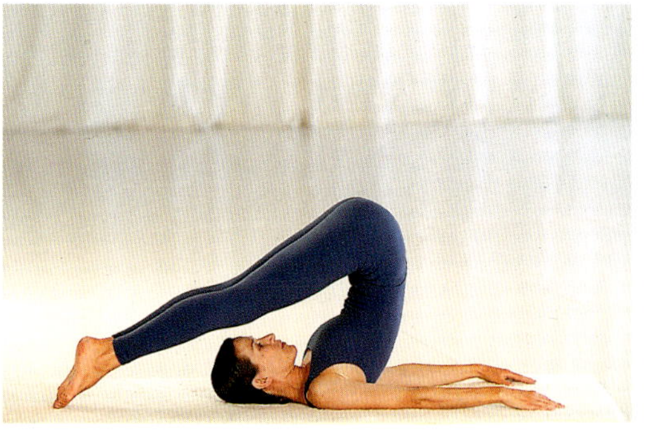

unten. Drücken Sie die Fingerkuppen leicht gegen den Boden, und ziehen Sie durch das Anspannen der Bauch- und Beinmuskeln die Beine über den Oberkörper.
Strecken Sie die Beine senkrecht nach oben (Foto **(1)** Seite 72). Atmen Sie dabei aus.
Führen Sie diese Bewegung fort: Die Beine sinken langsam Richtung Kopf und heben die Wirbelsäule, Wirbel um Wirbel, vom Boden ab.
Lassen Sie die leicht angewinkelten Knie zum Gesicht sinken, damit sich der Rücken noch mehr rundet. Berühren Sie mit den Zehen den Boden hinter Ihrem Kopf. Schieben Sie nun die Füße mit gestreckten Beinen so weit wie möglich vom Kopf weg (Foto **(2)** Seite 72). Verweilen Sie etwa 30 bis 60 Sekunden in dieser Haltung. Atmen Sie dabei ruhig und dehnen Sie den Körper vom Scheitel bis zu den Zehen.
● Führen Sie die Übung zwei- bis dreimal aus.

Halbe Kerze – Kerze

Viparita – karani – sarvangasana
Viparitạ bedeutet umgekehrt, *karana* Bewegungen, *sarvanga* der ganze Körper.

So wirkt die Übung:
Diese Übung beeinflußt den ganzen Körper auf positive Weise, wie folgendes Zitat verdeutlicht:
»Sarvangasana ist die Mutter aller Asanas. So wie eine Mutter nach Harmonie und Freude in der Familie strebt, so sucht dieses Asana, Harmonie und Freude im menschlichen Organismus herzustellen. Es ist ein Universalheilmittel für die meisten alltäglichen Krankheiten.«
B. K. S. Iyengar; Licht auf Yoga

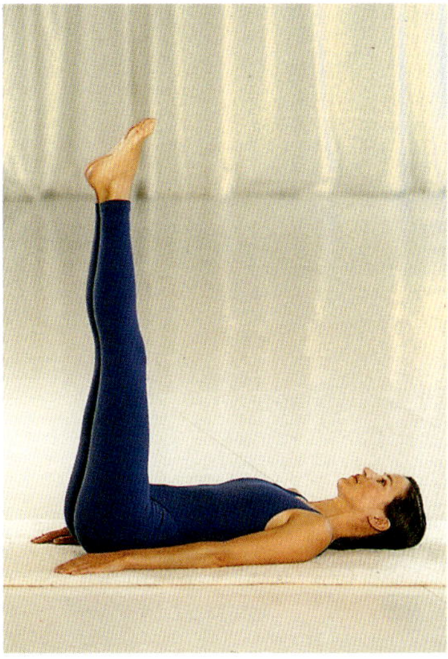

Halbe Kerze – Kerze (1)

Die asanas – Körperübungen

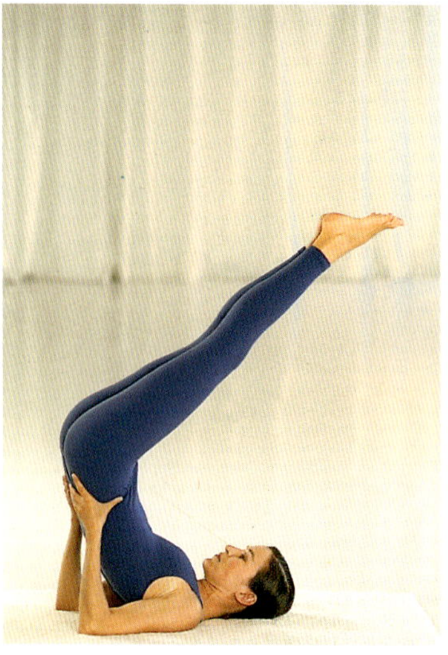

Halbe Kerze – Kerze (2)

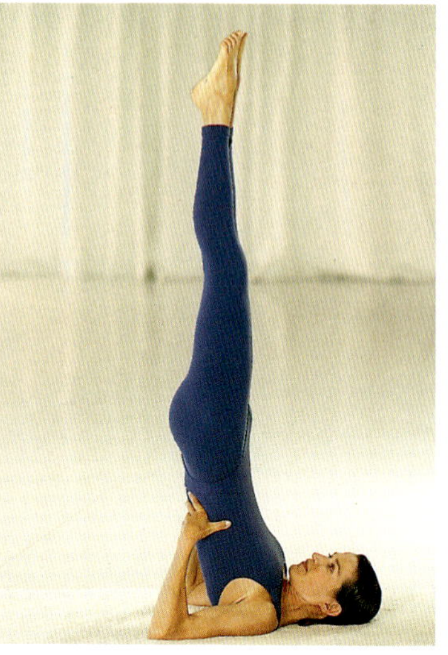

Halbe Kerze – Kerze (3)

Nicht üben:
Bei Wirbelsäulenschäden, zu hohem Augeninnendruck, Netzhautablösung, Asthma, Herzbeschwerden, hohem Blutdruck, Gleichgewichtsstörungen, frischen Brüchen, bei starkem Übergewicht, bei Venenentzündungen, während der Menstruation, im fortgeschrittenen Stadium der Schwangerschaft (nach dem fünften Monat).

▶ Nehmen Sie die Rückenlage ein (Seite 67). Die locker gestreckten Arme liegen neben dem Körper, die Handflächen zeigen nach unten.
Drücken Sie Hände und Unterarme leicht gegen den Boden und ziehen Sie durch die Anspannung der Bauch- und der Beinmuskeln die angewinkelten Beine über den Oberkörper. Strecken Sie die Beine senkrecht nach oben, atmen Sie dabei aus (Foto **(1)** Seite 73). Lassen Sie die Beine langsam nach hinten in die Waagerechte sinken, dabei hebt sich die Wirbelsäule Wirbel um Wirbel vom Boden ab.
Stützen Sie den Körper mit den Händen an der Taille ab, die Daumen zeigen nach vorn, die Oberarme »stehen« parallel zueinander.
Heben Sie die Beine schräg nach oben, und Sie befinden sich in der halben Kerze **(2)**. Bleiben Sie in dieser Haltung, so lange es angenehm ist. Atmen Sie ruhig und gleichmäßig.

Ziehen Sie das Gesäß ein, Ihr Brustbein berührt das Kinn. Sobald Rücken, Becken und Beine eine Senkrechte bilden, ist die Haltung der Kerze erreicht. Stützen Sie sich mit den Händen in Höhe des Brustkorbs ab (Foto **(3)** Seite 74). Verweilen Sie nur für einige Sekunden in der Kerze und verlängern Sie diese Zeit behutsam über Wochen.
Atmen Sie ruhig und gleichmäßig.
Führen Sie den Körper in der umgekehrten Reihenfolge der Bewegungen wieder in die Rückenlage.

Machen Sie es sich etwas leichter

- Hilfe: Legen Sie eine mehrfach gefaltete Decke so unter die Schultern, daß Deckenrand und Oberkante der Schultern miteinander übereinstimmen. Dadurch sind Nacken und Kopf entlastet, die Schultern tragen, wie beabsichtigt, das Körpergewicht.

Rückenrollen

So wirkt die Übung:
Massiert und entspannt Nacken und Rücken. Macht die Wirbelsäule elastisch. Regt den Kreislauf an. Steigert die Vitalität. Bekämpft Müdigkeit.

Nicht üben:
Bei starken Beschwerden im Rücken und Versteifungen der Wirbelsäule.

Ausgleichsübung:
Schulterbrücke (Seite 69).

Rückenrollen (1), (2)

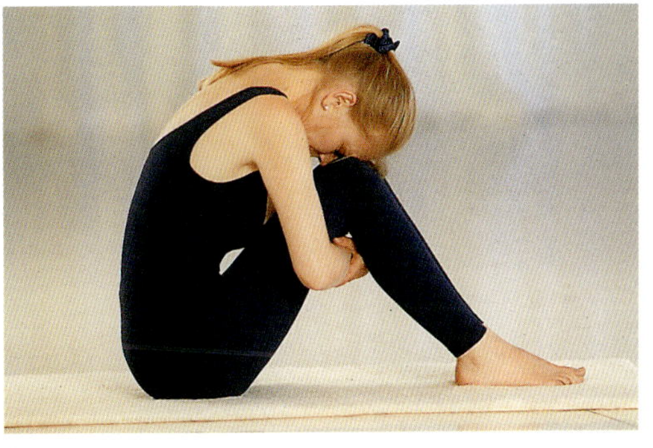

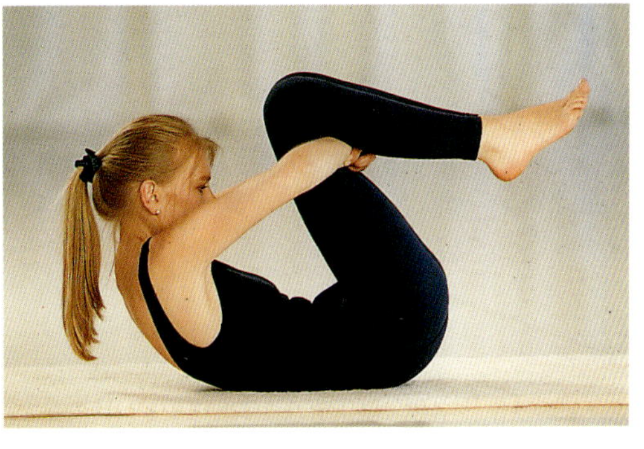

Die asanas – Körperübungen

▶ Setzen Sie sich mit angewinkelten, geschlossenen Beinen auf eine weiche Unterlage. Legen Sie die Unterarme in die Kniebeugen und lassen Sie den Kopf so weit wie möglich zu den Knien sinken (Foto **(1)** Seite 75). Verlagern Sie Ihr Gewicht nach hinten, und rollen Sie locker auf dem Rücken ab. Nützen Sie den Schwung, und rollen Sie wieder in die Sitzhaltung (Foto **(2)** Seite 75). Halten Sie den Abstand zwischen Kopf und Knien so gering wie möglich.

- Rollen Sie mehrmals langsam und einfühlsam vor und zurück. Atmen Sie dabei ruhig und gleichmäßig.

Entspannung an der Wand

Erste Übung in jedem Programm

So wirkt die Übung:
Fördert den Rückfluß des Blutes aus den Beinvenen. Hilft bei schweren Beinen, Krampfadern und Hämorrhoiden.

▶ Setzen Sie sich mit angewinkelten Beinen so nah wie möglich vor eine Wand, das Gesicht ihr zugewandt **(1)**. Legen Sie sich auf den Rücken. Heben Sie die Beine senkrecht nach oben und stützen Sie sie mit den Fersen an der Wand ab **(2)**. Verweilen Sie so mehrere Minuten.

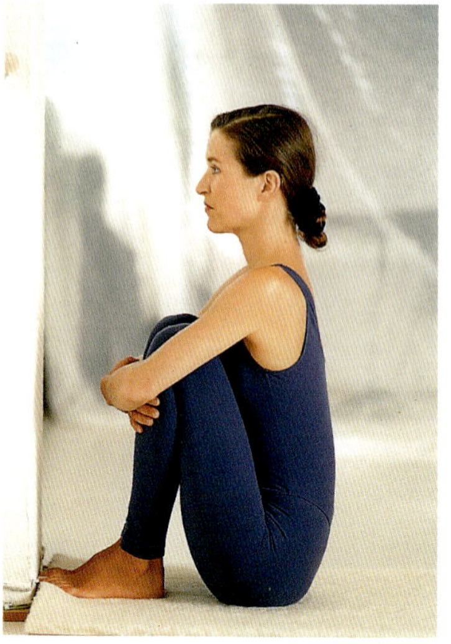

Entspannung an der Wand (1)

Verlängern Sie in Ihrer Vorstellung Scheitel, Steißbein, Fingerkuppen und Zehen.
Sie können die Übung erweitern, indem Sie sich mit der Einatmung die Farbe Rot vorstellen, die vom Becken durch Beine und Füße bis zu den Zehen fließt, und mit der Ausatmung die Farbe Blau, die den gleichen Weg zurückströmt.

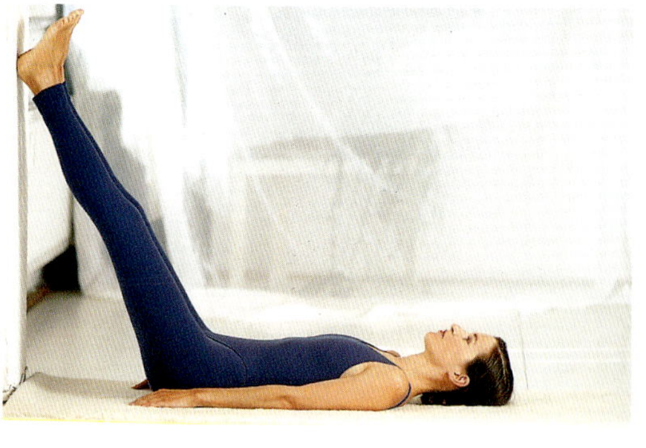

Entspannung an der Wand (2)

Legen Sie sich dann ein bis zwei Minuten flach auf den Boden, damit das Blut in die Beine zurückfließen kann, und richten Sie sich langsam über die rechte Seite auf.

Yoga-Tiefentspannung

Richtiges Entspannen ist ein aktiver, hellwacher, konzentrierter Vorgang, an dem Körper, Gedanken und Gefühle beteiligt sind. Dieses Zusammenwirken ist wichtig, denn nur, wenn belastende Gefühle oder Gedanken zur Ruhe kommen, können sich tiefsitzende körperliche und seelische Verspannungen lösen, können Sie sich entspannen.

Zur Ruhe kommen

■ Beenden Sie Ihr tägliches Yoga-Programm immer mit einer Entspannungsübung. So können Sie seelische Belastungen mildern, ohne sie zu verdrängen. Sie werden ruhiger, gelassener, lockerer, bei voller Konzentration.

▶ Nehmen Sie die Rückenlage ein (Seite 67). Spreizen Sie die Beine 20 bis 30 Zentimeter. Sollten Sie Schmerzen im Rücken haben, können Sie die Beine anwinkeln. Bei Nackenschmerzen hilft oft ein kleines Kissen unter dem Kopf. Tasten Sie in Ihrer Vorstellung mit Scheitel, Steißbein, Fingerkuppen, Fersen und Zehen über den Körper hinaus. Damit haben Sie einen ersten Schritt getan, Muskelverspannungen zu lösen.
Schließen Sie die Augen. Atmen Sie ruhig und gleichmäßig. Beobachten Sie Ihren Atem, ohne ihn zu beeinflussen.
Lösen Sie mit jeder Ausatmung die Anspannung der inneren und äußeren Muskeln. Beginnen Sie am Kopf. Entspannen Sie besonders liebevoll die Muskeln der Augenlider, der Lippen und die Muskeln um die Kiefergelenke. Legen Sie die Zähne locker aufeinander, der Mund bleibt aber geschlossen, die Zunge liegt entspannt im Unterkiefer.
Leben Sie sich in Nacken und Hals ein. Lösen Sie mit jeder Ausatmung die Anspannung.
Lenken Sie Ihre Aufmerksamkeit auf Schultern, Arme und Hände, lösen Sie auch hier mit jeder neuen Ausatmung die Anspannung.

Anspannung lösen

Entspannen Sie auf diese Weise Brustkorb, Leibmitte, Becken, Beine und Füße.
Richten Sie Ihre Konzentration über einige Zeit auf den frei fließenden Atem und die Lokkerheit des Körpers, dadurch ziehen Sie Ihre Gedanken von

belastenden Inhalten ab. Die Seele wird entlastet, und Sie erleben die Yoga-Tiefentspannung.

So beenden Sie Ihre Entspannung:

Ausatmung vertiefen

▶ Vertiefen Sie einige Male die Ausatmung.
Heben Sie mit einer Einatmung die Arme über den Kopf, und dehnen Sie sich von den Fingerkuppen bis zu den Zehenspitzen.
Führen Sie die Arme wieder neben den Körper zurück.
Drehen Sie sich nach rechts, und richten Sie sich über die rechte Seite auf, damit das Herz nicht eingeengt wird.

■ Sobald Sie mit der Yoga-Tiefentspannung erfolgreich sind, können Sie diese Entspannungsmethode mit der Kraftlenkung (Seite 30) verbinden.

Ein Programm zusammenstellen

Die Übungen dieses Buches wurden nicht nach Programmen, sondern nach den jeweiligen Ausgangshaltungen geordnet, um Wiederholungen zu vermeiden.

Ich habe acht kleine Übungsprogramme mit aufsteigendem Schwierigkeitsgrad entwickelt (Übersicht Seite 79). Die Übungsdauer jedes Programms beträgt 20 bis 30 Minuten, die Übungen sind optimal aufeinander abgestimmt, so daß der ganze Körper trainiert wird. Ausgleichs- und Entspannungshaltungen sind integriert, um einzelne Muskelgruppen nicht zu stark zu belasten.
Beginnen Sie mit Programm I. Führen Sie das Programm täglich aus, und zwar so lange, bis Sie die Übungen gut beherrschen. Dies kann je nach Beweglichkeit und Kondition zwischen einer und vier Wochen dauern. Dann können Sie sich das nächste Programm mit höherem Schwierigkeitsgrad vornehmen.
Wenn Sie schon einige Erfahrung mit Yoga haben, können Sie sich aus den Übungen dieses Buches natürlich auch selbst ein Übungsprogramm zusammenstellen. Achten Sie aber bitte darauf, daß es ausgewogen ist und, falls nötig, Ausgleichsübungen enthält. Falls eine Übung eine Ausgleichsübung erfordert, finden Sie einen entsprechenden Hinweis am Anfang der Übung. Beenden Sie Ihr Übungsprogramm immer mit einer Entspannungsübung.

Auf Ausgleichsübungen achten

Übungsprogramme

Programm/Name der Übung	Seite	wie oft/wie lange üben
Programm I		
Entspannung an der Wand	Seite 76	einige Minuten
Aufrechter Stand	Seite 39	etwa 15 Sekunden
Baum I	Seite 41	2- bis 3mal pro Seite
Halbmond seitwärts	Seite 43	2- bis 3mal im Wechsel pro Seite
Seitliche Dreieckhaltung	Seite 45	2- bis 3mal im Wechsel pro Seite
Dehnung in der Rückenlage	Seite 68	1–2 Minuten
Steigerung der Beweglichkeit	Seite 59	4- bis 6mal pro Seite
Schneidersitz	Seite 59	etwa 1 Minute
Yoga-Tiefentspannung	Seite 77	5–10 Minuten
Programm II		
Entspannung an der Wand	Seite 76	einige Minuten
Rückenrollen	Seite 75	etwa 1 Minute
Strecksitz	Seite 63	2- bis 3mal pro Seite
Katze	Seite 53	3- bis 4mal pro Seite
Klinge	Seite 57	3- bis 5mal
Aufrechter Stand	Seite 39	etwa 15 Sekunden
Pendel	Seite 40	2- bis 3mal
Vorwärtsbeugung im Stehen	Seite 50	2mal
Schulterbrücke	Seite 69	etwa 1 Minute
Yoga-Tiefentspannung	Seite 77	5–10 Minuten
Programm III		
Entspannung an der Wand	Seite 76	einige Minuten
Aufrechter Stand	Seite 39	etwa 15 Sekunden
Gestreckte Hand-Zehen-Haltung	Seite 48	2- bis 3mal pro Seite
Vorwärtsbeugung im Stehen	Seite 50	3mal
Dehnung in der Rückenlage	Seite 68	etwa 1 Minute
Beine heben	Seite 71	3mal
Halbe Kerze	Seite 73	15 bis 30 Sekunden
Schulterbrücke	Seite 69	etwa 1 Minute
Yoga-Tiefentspannung	Seite 77	5–10 Minuten

Die asanas – Körperübungen

Programm/Name der Übung	Seite	wie oft/wie lange üben
Programm IV		
Entspannung an der Wand	Seite 76	einige Minuten
Hockhaltung I	Seite 42	3- bis 8mal
Blume	Seite 56	3mal
Halber Drehsitz	Seite 62	2- bis 3mal pro Seite
Aufrechter Stand	Seite 39	etwa 15 Sekunden
Baum I	Seite 44	2- bis 3mal pro Seite
Held	Seite 47	15–20 Sekunden pro Seite
Dreieckhaltung, diagonal	Seite 46	4mal pro Seite
Yoga-Tiefentspannung	Seite 77	5–10 Minuten
Programm V		
Entspannung an der Wand	Seite 76	einige Minuten
Strecksitz	Seite 63	3mal
Knie-Kopf-Haltung	Seite 64	2mal pro Seite
Schulterbrücke (mit Atemübung)	Seite 69	etwa 1 Minute
Fersensitz	Seite 54	1mal
Eingerolltes Blatt	Seite 55	20-30 Sekunden
Aufrechter Stand	Seite 39	etwa 15 Sekunden
Baum II	Seite 44	2- bis 3mal pro Seite
Vorwärtsbeugung im Stehen	Seite 50	2mal
Yoga-Tiefentspannung	Seite 77	5–10 Minuten
Programm VI		
Entspannung an der Wand	Seite 76	einge Minuten
Halbe Kobra	Seite 52	2- bis 3mal
Ausgleich in der Rückenlage	Seite 68	etwa 30 Sekunden
Fersensitz	Seite 54	1mal
Berg – Variation	Seite 61	20–30 Sekunden
Aufrechter Stand	Seite 39	etwa 15 Sekunden
Dreieckhaltung, diagonal	Seite 46	4mal pro Seite
Hockhaltung II	Seite 47	2- bis 3mal
Delphin	Seite 65	60–90 Sekunden
Yoga-Tiefentspannung	Seite 77	5–10 Minuten

Programm/Name der Übung	Seite	wie oft/wie lange üben
Programm VII		
Entspannung an der Wand	Seite 76	einige Minuten
Steigerung der Beweglichkeit	Seite 59	4- bis 6mal pro Seite
Freier Sitz	Seite 60	1mal
Katze	Seite 53	2- bis 3mal pro Seite
Halbe Kobra	Seite 52	2- bis 3mal
Kobra	Seite 66	2- bis 3mal
Ausgleich in der Rückenlage	Seite 68	6- bis 10mal
Krokodil	Seite 70	5- bis 6mal pro Seite
Yoga-Tiefentspannung	Seite 77	5–10 Minuten
Programm VIII		
Entspannung an der Wand	Seite 76	einige Minuten
Halber Drehsitz	Seite 62	2- bis 3mal pro Seite
Löwe	Seite 55	2mal
Eingerolltes Blatt	Seite 55	20–30 Sekunden
Pflug	Seite 72	2mal
Halbe Kerze	Seite 73	2mal
Kerze	Seite 73	1mal
Schulterbrücke (mit Atemübung)	Seite 69	1mal
Yoga-Tiefentspannung	Seite 77	5–10 Minuten

Zwischendurch entspannen

Jeder von uns wünscht sich, in belastenden, anstrengenden oder ermüdenden Situationen schnell und wirksam zu entspannen.

Jede der folgenden Übungen hilft Ihnen, Anspannungen, Verspannungen und Verkrampfungen im Alltag schnell zu lösen. Nehmen Sie einige der Übungen in Ihr tägliches Übungsprogramm auf.

Verkrampfungen lösen

Führen Sie diese Übungen mit der gleichen Sorgfalt und Achtsamkeit durch wie die asanas. Das Wichtigste dabei ist, daß Sie Bewegung, Atem und Konzentration zu einer Einheit werden lassen. Auf diese Weise harmonisieren Sie gleichzeitig Körper, Gefühle und Gedanken, Ihre ganze Persönlichkeit.

Die Augen entspannen

Mit den drei folgenden Übungen können Sie müde Augen schnell entspannen. Besonders wertvoll sind die Entspannungsübungen, wenn Sie häufig und lange am Bildschirm arbeiten, aber auch bei längeren Autoreisen.

Nähe und Ferne

So wirkt die Übung:
Entspannt die Augen und die Muskeln um die Augen.

▶ Heben Sie eine Hand im Abstand von etwa 15 Zentimetern vor die Augen. Betrachten Sie alle Einzelheiten der Handfläche etwa 15 Sekunden lang **(Foto)**.

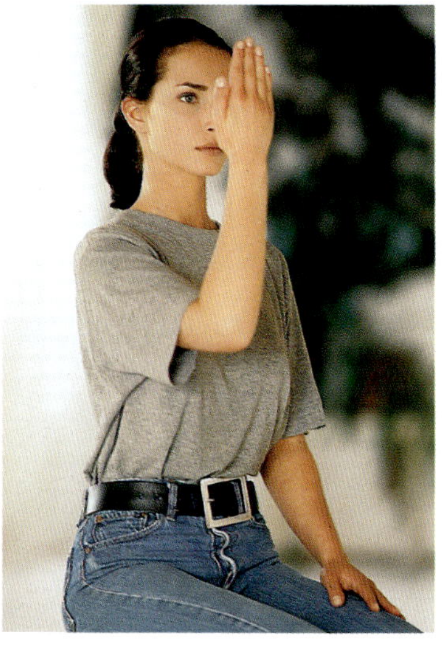

Nähe und Ferne

Bewegen Sie die Hand dann etwas zur Seite, und blicken Sie konzentriert in die Ferne.

- Führen Sie diese Übung fünf- bis sechsmal aus.

Schließen Sie nun die Augen. Reiben Sie die Handballen aneinander warm, und legen Sie diese etwa 15 Sekunden auf die geschlossenen Augenlider.

Augen kreisen

So wirkt die Übung:
Entspannt die Muskeln um die Augen. Wirkt beruhigend auf das ganze Nervensystem.

▶ Stellen Sie sich ein Zifferblatt vor, das ganz nah vor Ihnen steht und Sie deutlich überragt.

Nehmen Sie sich Zeit

Blicken Sie, ohne den Kopf zu heben, zur Zwölf. Lassen Sie Ihre Augen in einer fließenden Bewegung von Zahl zu Zahl kreisen, bis Sie wieder bei der Zwölf angelangt sind. Nehmen Sie sich dafür etwa 30 Sekunden Zeit.

Lassen Sie die Augen in der entgegengesetzten Richtung kreisen.

- Führen Sie die Übung zwei- bis dreimal aus.
- Entspannen Sie die Augen und die Muskeln um die Augen mit Ihren warmgeriebenen Handballen (oben).

Augen drücken

So wirkt die Übung:
Harmonisiert die Funktion der inneren Organe.

▶ Schließen Sie die Augen. Stellen Sie sich vor, daß Sie mit geschlossenen Augen nach vorne schauen.

Tasten Sie mit den Fingerspitzen die Augen ab, drücken Sie etwa fünf Sekunden lang leicht auf das Auge **(Foto)**.

- Führen Sie die Übung einmal aus.
- Entspannen Sie die Augen und die Muskeln um die Augen mit Ihren warm geriebenen Handballen (linke Spalte oben).

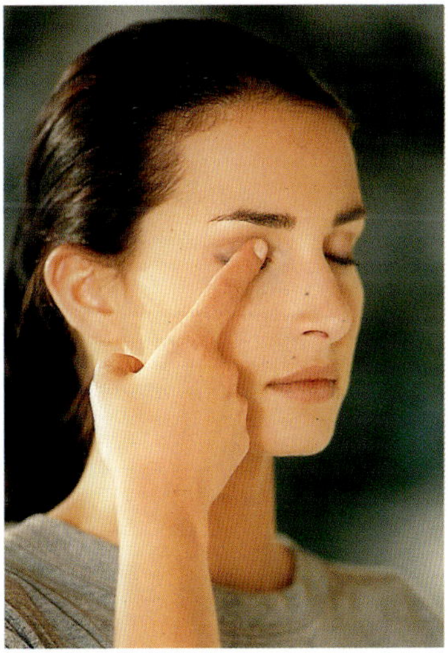

Augen drücken

Die Ohren entspannen

Starke Verspannungen der Kaumuskeln führen zu Verspannungen der Ohren. Hier hilft Massage.

Ohren massieren

So wirkt die Übung:
Löst Verspannungen der Ohren.

▶ Nehmen Sie die Ohren zwischen Daumen und angewinkelten Zeigefinger. Massieren Sie beide Ohren gleichzeitig mit kräftigem Druck 60 bis 90 Sekunden **(Foto)**.
● Führen Sie die Übung einmal aus.

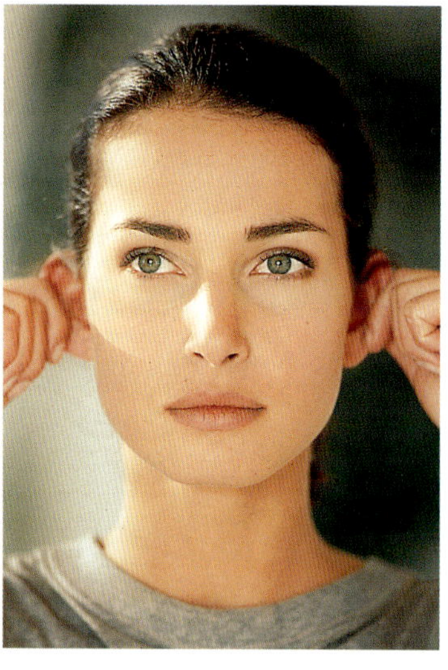

Ohren massieren

Die Zunge entspannen

Mit den drei Zungenübungen beinflussen Sie über die Speiseröhre den Magen und das Zwerchfell. Eine verspannte Zunge behindert das Zwerchfell in seiner Beweglichkeit, es kann sich mit der Einatmung nicht tief genug in den Bauchraum senken. Eine verspannte Zunge wird oft gegen die Zähne oder den Gaumen gedrückt. Ist die Zunge entspannt, liegt sie locker in der Schale des Unterkiefers.

Vertieft die Atmung

Mundraum abtasten

So wirkt die Übung:
Entspannt die Muskeln des Kopfes. Vertieft die Vollatmung.

▶ Tasten Sie mit der Zungenspitze, bei geschlossenem Mund, den Mundraum 30 bis 60 Sekunden lang ab. Verweilen Sie zehn bis 15 Sekunden an den Stellen des Gaumens, die unter den Augen liegen. Erleben Sie die wohltuende, entspannende Wirkung auf die Augen.
Vorsicht: Eine Zahnprothese kann sich bei dieser Übung lösen.

Zitrone aussaugen

So wirkt die Übung:

Hilft schnell Hilft bei Mundtrockenheit, regt die Speichelabsonderung an. Unterstützt die Verdauung.

▶ Stellen Sie sich vor, sie hätten eine Zitronenscheibe im Mund, die Sie kräftig aussaugen. Saugen Sie etwa 30 Sekunden an der »Zitrone«.

- Führen Sie die Übung zweimal aus.

Zähne abtasten

So wirkt die Übung:
Entspannt die Zunge und die Muskeln des Mundraumes. Regt den Speichelfluß und die Verdauung an. Verbessert die Beweglichkeit des Zwerchfells.

▶ Tasten Sie, bei geschlossenem Mund, mit der Zungenspitze die Außenseite der oberen, dann die Außenseite der unteren Zähne ab. Vorsicht, eine Prothese kann sich bei dieser Übung verschieben.

- Führen Sie diese Bewegung einige Male im Wechsel nach links und nach rechts aus.
- Bei dieser Übung sammelt sich Speichel, den Sie anschließend in kleinen Portionen schlucken – dies regt die Verdauung an.

Nacken und Schultern entspannen

»Halt den Nacken steif« ist ein schlechter Ratschlag. Die meisten Verspannungen sitzen nämlich gerade in Nacken und Schultergürtel. Nacken-, Schulter- und Kopfschmerzen können die Folge sein. Aber auch Migräne, Durchblutungsstörungen in Armen, Händen und Fingern sowie Ohrensausen, Schwindel und Sehstörungen.

Nacken entspannen

So wirkt die Übung:

Nacken entspannen Kräftigt zu schwache Nackenmuskeln.

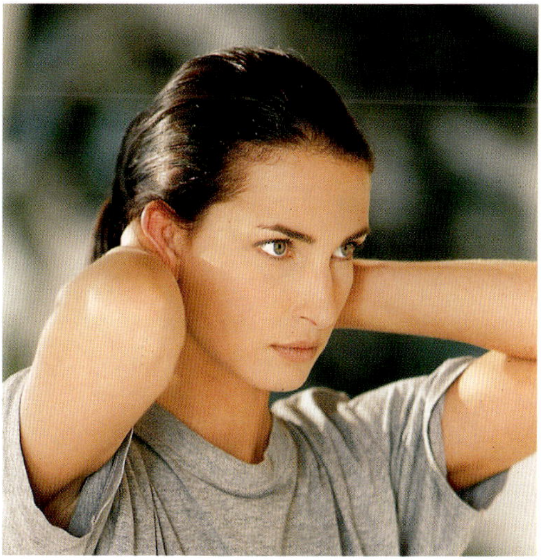

Zwischendurch entspannen

▶ Legen Sie die Hände mit verschränkten Fingern an den Hinterkopf. Drücken Sie mit dem Kopf genauso stark gegen die Hände wie mit den Händen gegen den Kopf (**Foto** Seite 85). Halten Sie die Spannung etwa 15 Sekunden. Nehmen Sie den Druck gleichmäßig zurück.

● Führen Sie die Übung dreimal aus.

Kopf neigen

So wirkt die Übung:
Dehnt verkrampfte Nacken- und Halsmuskeln.

▶ Neigen Sie den Kopf zur rechten Schulter. Lassen Sie die linke Schulter sinken. Spüren Sie die Dehnung der Muskeln an der linken Seite des Halses. Verweilen Sie etwa 20 Sekunden in dieser Haltung (**Foto**).
Neigen Sie den Kopf nach links, lassen Sie die rechte Schulter sinken. Verweilen Sie etwa 20 Sekunden in dieser Haltung.
Neigen Sie den Kopf nach hinten, dann nach vorn, halten Sie jeweils 20 Sekunden.

● Führen Sie die Übung im Wechsel zu jeder Seite zweimal aus.

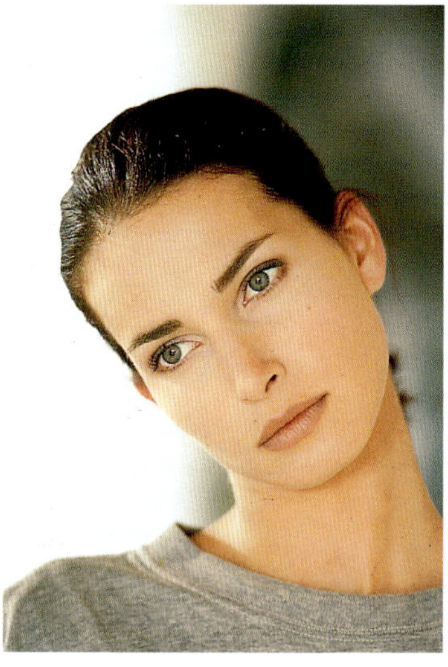

Kopf neigen

Kopf kreisen

So wirkt die Übung:
Entspannt die Muskeln von Kopf, Nacken, Hals und Schultern.

Achtsam üben

▶ Lassen Sie den Kopf vorsichtig nach vorn sinken. Lassen Sie mit der Einatmung den Kopf langsam über die linke Schulter nach hinten und mit der Ausatmung langsam wieder nach vorn kreisen (**Foto** Seite 87). Lassen Sie mit der Einatmung den Kopf langsam über die rechte Schulter nach hinten und mit der Ausatmung langsam wieder nach vorn kreisen. Der Kreis wird nicht geschlossen, um die Wirbelsäule nicht zu überfordern.

● Beginnen Sie mit drei offenen Kreisen und steigern Sie je nach Wohlbefinden. Erleben Sie, wie

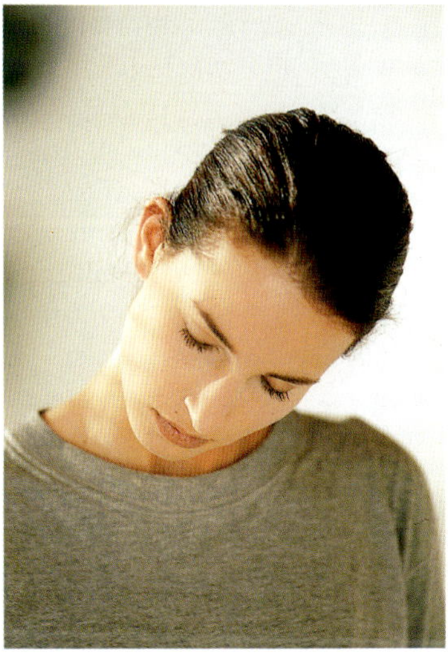

Kopf kreisen

Kopf- und Atembewegung in Einklang kommen.

Schultern entspannen

So wirkt die Übung:
Löst Verspannungen von Nacken, Schultern und Armen.

▶ Stellen Sie sich aufrecht hin, die Arme sind neben dem Körper, die Handflächen zeigen zu den Oberschenkeln. Drehen Sie die Handflächen in einer fließenden Bewegung nach hinten, dann nach außen, die Handrücken zeigen zu den Oberschenkeln. Verweilen Sie etwa 30 Sekunden in dieser Haltung.
Drehen Sie die Handflächen wieder zurück und ohne Unterberechung über vorne nach außen.
- Führen Sie die Übung zwei- bis dreimal aus.

Schultern kreisen

So wirkt die Übung:
Entspannt Nacken, Schultergürtel und oberen Rücken.

▶ Lassen Sie die Arme locker hängen. Kreisen Sie mit der rechten Schulter mehrmals vorwärts, dann rückwärts **(Foto)**. Konzentrieren Sie sich auf die Fingerkuppen, die die Bewegung führen. Üben Sie dann mit der linken Schulter, zum Schluß mit beiden Schultern.
- Führen Sie die Übung jeweils fünfmal aus.

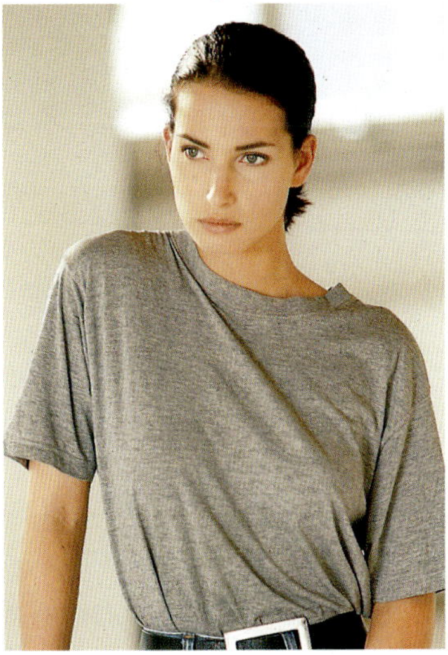

Schultern kreisen

Das Becken entspannen

Einfache Hilfe

Verspannungen im Becken können Rückenschmerzen, Ischialgien oder Schmerzen in den Hüftgelenken hervorrufen. Die folgenden Entspannungsübungen sind eine ideale Hilfe.

Becken kippen

So wirkt die Übung:
Löst Verspannungen von Becken und unterem Rücken. Beugt Ischiasschmerzen vor.

▶ Setzen Sie sich aufrecht auf einen Stuhl oder ein Sitzkissen. Bewegen Sie den oberen Beckenrand wiegend nach vorn **(1)** und nach hinten **(2)**, der Oberkörper bleibt aufrecht. Verlängern Sie in der Vorstellung den Nabel waagerecht nach vorn und auf gleicher Höhe einen Punkt an der Lendenwirbelsäule waagerecht nach hinten. Führen Sie die Bewegung mit diesen Verlängerungen aus.

● Bewegen Sie das Becken etwa 60 Sekunden im Rhythmus des Atems: mit der Einatmung nach vorn, mit der Ausatmung nach hinten.

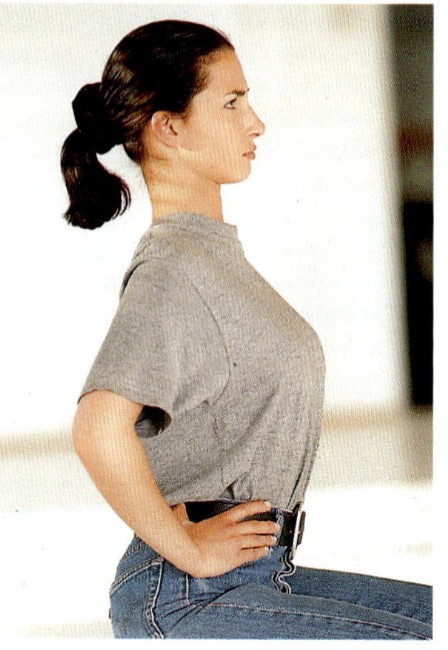

Becken kippen (1)

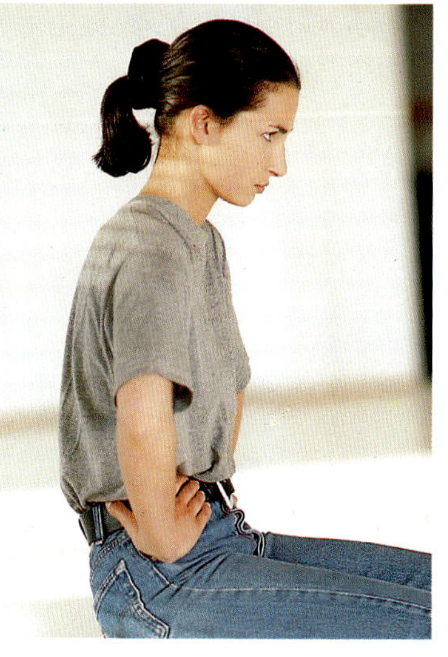

Becken kippen (2)

Becken kreisen

So wirkt die Übung:
Entspannt die Muskeln von unterem Rücken, Becken und Oberschenkeln. Entlastet die Lendenwirbelsäule und macht sie elastischer.

▶ Erweitern Sie die vorangegangene Übung: Stellen Sie sich ein Zifferblatt unter ihrem Gesäß vor, die Zahl Zwölf liegt unter dem Steißbein. Verlagern Sie nun das Gewicht so, daß Sie in einer kreisenden Bewegung jede Zahl berühren. Der Oberkörper bleibt dabei aufrecht. Beginnen Sie bei der Zwölf.
● Kreisen Sie einige Male in beide Richtungen.

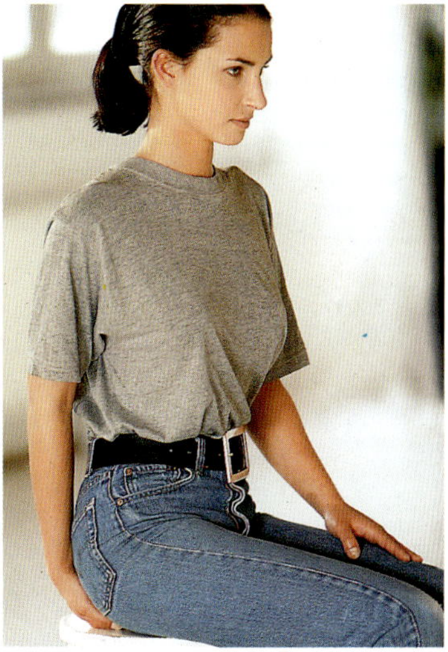

Becken aufrichten

Becken aufrichten

So wirkt die Übung:
Richtet das Becken auf.

▶ Nehmen Sie eine aufrechte Sitzhaltung ein. Legen Sie die rechte Hand unter die rechte Gesäßhälfte, die Handfläche zeigt nach oben. Verteilen Sie das Gewicht gleichmäßig auf das ganze Gesäß und ziehen Sie die Hand nach hinten unter dem Gesäß hervor **(Foto)**.
● Führen Sie die Übung einmal auf jeder Seite aus.

Zwischendurch entspannen

Entspannungsübungen auf einen Blick

Beschwerden	Übung	Seite	wie lange/wie oft üben
Augen brennen	Nähe-Ferne	Seite 82	5- bis 6mal
	Ohren massieren	Seite 84	etwa 60 Sekunden
Augen müde **Gesicht verspannt**	Augen kreisen	Seite 83	2mal in beide Richtungen
seelisch verspannt	Augen drücken	Seite 83	2mal in beide Richtungen
	Ohren massieren	Seite 84	etwa 60 Sekunden
Kopf verspannt	Ohren massieren	Seite 84	etwa 60 Sekunden
	Kopf neigen	Seite 86	etwa 20 Sekunden in jede Richtung
	Kopf kreisen	Seite 86	3mal in jede Richtung
	Zähne abtasten	Seite 85	20–30 Sekunden
	Mundraum abtasten	Seite 84	etwa 30 Sekunden
Zunge verspannt	Zähne abtasten	Seite 85	20–30 Sekunden
	Mundraum abtasten	Seite 84	etwa 30 Sekunden
trockener Mund	Zitrone aussaugen	Seite 85	etwa 60 Sekunden
Nacken verspannt	Ohren massieren	Seite 84	etwa 60 Sekunden
	Kopf neigen	Seite 86	etwa 20 Sekunden in jede Richtung
	Kopf kreisen	Seite 86	3mal in jede Richtung
	Nacken entspannen	Seite 85	3mal 15 Sekunden
Hals verspannt	Kopf kreisen	Seite 86	3mal in jede Richtung

Entspannungsübungen auf einen Blick			
Beschwerden	**Übung**	**Seite**	**wie lange/wie oft üben**
Schultern verspannt	Schultern kreisen Kopf kreisen Kopf neigen	Seite 87 Seite 86 Seite 86	5mal in jede Richtung 3mal in jede Richtung etwa 20 Sekunden in jede Richtung
Arme verspannt	Schultern entspannen Schultern kreisen	Seite 87 Seite 87	2–3mal in jede Richtung 5mal in jede Richtung
Becken verspannt	Ohren massieren Becken kippen Becken kreisen	Seite 84 Seite 88 Seite 88	etwa 60 Sekunden 6–8mal, steigern 2mal in jede Richtung
Rücken verspannt	Schultern entspannen Becken aufrichten	Seite 87 Seite 89	2–3mal in jede Richtung 1mal pro Seite
Zwerchfell verspannt	Mundraum abtasten Zähne abtasten Ohren massieren Becken kippen Becken kreisen	Seite 84 Seite 85 Seite 84 Seite 88 Seite 88	etwa 30 Sekunden 20–30 Sekunden etwa 60 Sekunden 6–8mal, steigern 2mal in jede Richtung

Zum Nachschlagen

Bücher, die weiterhelfen

Aurobindo, Sri, *Stufen der Vollendung;* O. W. Barth Verlag, München

Berufsverband Deutscher Yogalehrer, *Der Weg des Yoga;* Verlag Via Nova, Petersberg

Derschner, Marlies/Vogel, Werner, *Yoga mit Heilwirkungen;* Schnitzer Verlag, St. Georgen

Desikachar, T.K.V., *Yoga – Tradition und Erfahrung;* Via Nova-Verlag, Petersberg

Devi, Indra, *Ein neues Leben durch Yoga;* Ariston Verlag, Genf

Harf, Anneliese, Yoga – *Weg zur Harmonie; Falken Verlag,* Niedernhausen

Harf, Anneliese, *Yoga-Praxis;* Herder Verlag, Freiburg

Iyengar, B.K.S.F., *Licht auf Yoga;* O.W. Barth Verlag, München

Lodes, Hiltrud, *Atme richtig – Der Schlüssel zu Gesundheit und Ausgeglichenheit;* Ehrenwirth Verlag, München

Sivananda Yoga Zentrum, *Yoga für alle Lebensstufen – in Bildern;* Gräfe und Unzer Verlag, München

Thie, John F., *Gesund durch Berührung;* Sphinx-Verlag

Topping, Wayne W., *Stress Release;* V.A.K.-Verlag, Freiburg

Vivekananda, Swami, *Raja-Yoga;* Hermann Bauer Verlag, Freiburg

Yesadian, Selvarajan/Haich, Elisabeth, *Sport und Yoga;* Drei Eichen Verlag, Ergolding

… und aus dem Gräfe und Unzer Verlag:

Fühl' dich gut! Mehr Energie, Balance, Harmonie – Die zehn besten Methoden für Körper und Seele.

Langen, Prof. Dr. med. Dietrich, *Autogenes Training* – Ruhe und Kraft für den Alltag.

Oberlack, Helmut, *Tai Ji Quan* – Beweglich, entspannt und gelassen. Grundkurs für Anfänger.

Sator, Günther, *Feng Shui* – Die Kraft der Wohnung entdecken und nutzen.

Schwarz, Aljoscha, Schweppe, Ronald, *Grüner Tee* – Lebenselixier für Körper und Seele.

Wagner, Dr. Franz, *Reflexzonen Massage*; Mit Hand und Fuß zu mehr Energie – Klassische und neue Methoden.

Werner, Monika, Großer GU Ratgeber *Ätherische Öle*

Wühr, Dr. Erich, *Gesund durch Chinesische Heilkunst* – Leben im Gleichgewicht. Das ganzheitliche Gesundheitsprogramm.

Adressen, die weiterhelfen

Wenn Sie einen Yoga-Kurs besuchen möchten, wenden Sie sich an die nächstgelegene Volkshochschule. Dort wird man Sie gerne über das Kursangebot informieren. Sie können sich aber auch an eine der folgenden Adressen wenden.
Bei schriftlichen Anfragen fügen Sie bitte einen adressierten und frankierten Rückumschlag bei.

Berufsverband Deutscher Yogalehrer e. V.,
Riemenschneiderstraße 4
97250 Erlabrunn

Münchner Yoga-Zentrum
Frauenlobstraße 24
80337 München

Schweizerische Yoga-Gesellschaft
Postfach 333
CH-1233 Bernex

Frau Gisela Spitzar
Zwischenhäg 16
A-6714 Nüziders

Sachregister

Redaktion: Doris Schimmelpfennig-Funke
Lektorat: Claudia Daiber
Fotos: Mike Masoni
Herstellung: Ina Hochbach
Layout-Konzept: Heinz Kraxenberger
Umschlaggestaltung: Independent Medien-Design
Satz: Design-Typo-Print GmbH, Ismaning
Lithos: Artilitho, Trento
Druck und Bindung: Appl, Wemding

ISBN 3-7742-1461-1

Auflage 4. 3. 2.
Jahr 02 01 00